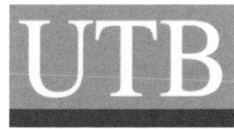

UTB **3402**

W0180109

Eine Arbeitsgemeinschaft der Verlage

Böhlau Verlag · Köln · Weimar · Wien
Verlag Barbara Budrich · Opladen · Farmington Hills
facultas.wuv · Wien
Wilhelm Fink · München
A. Francke Verlag · Tübingen und Basel
Haupt Verlag · Bern · Stuttgart · Wien
Julius Klinkhardt Verlagsbuchhandlung · Bad Heilbrunn
Lucius & Lucius Verlagsgesellschaft · Stuttgart
Mohr Siebeck · Tübingen
Nomos Verlagsgesellschaft · Baden-Baden
Orell Füssli Verlag · Zürich
Ernst Reinhardt Verlag · München · Basel
Ferdinand Schöningh · Paderborn · München · Wien · Zürich
Eugen Ulmer Verlag · Stuttgart
UVK Verlagsgesellschaft · Konstanz
Vandenhoeck & Ruprecht · Göttingen
vdf Hochschulverlag AG an der ETH Zürich

Florian Steger

GTE Medizin

Vandenhoeck & Ruprecht

Dr. Florian Steger ist Privatdozent für Geschichte und Ethik der Medizin an der Friedrich-Alexander-Universität Erlangen-Nürnberg und der LMU München.

Bibliografische Information der Deutschen Nationalbibliothek

Die Deutsche Nationalbibliothek verzeichnet diese Publikation in der Deutschen Nationalbibliografie; detailliertere bibliografische Daten sind im Internet über http: //dnb.d-nb.de abrufbar.

ISBN 978-3-8252-3402-7
E-Book 978-3-8385-3402-2

© 2011 Vandenhoeck & Ruprecht GmbH & Co. KG, Göttingen
Vandenhoeck & Ruprecht LLC, Oakville, CT, U.S.A.
www.v-r.de

Reihenkonzept und Umschlagentwurf: Alexandra Brand
Umschlagumsetzung: Atelier Reichert, Stuttgart
Satz: Ruhrstadt Medien, Castrop-Rauxel
Druck und Bindung: ⊕ Hubert & Co, Göttingen

Inhalt

Was ist GTE?

Der Weg der Medizin in die Moderne

In der zweiten Hälfte des 19. Jahrhunderts setzte eine fortschrittliche Entwicklung ein, als die Medizin eine naturwissenschaftliche Ausrichtung erfuhr. 1841 wurde von dem Anatom und Nierenphysiologen Friedrich Gustav Jacob Henle (1809–1885) und dem Öffentlichen Hygieniker Carl von Pfeufer (1806–1869) die „Zeitschrift für rationelle Medicin" gegründet. Die Medizin bekam eine neue Orientierung: Natürliche Prozesse wurden als im Körper kausal erklärbar und vorhersagbar verstanden. Das Experiment bekam zentrale Bedeutung. Befunde wurden quantifiziert erhoben. Das Fieber wurde in Grad gemessen. Man hatte plötzlich Messwerte von Kranken zur Verfügung und konnte diese vergleichen. In der Vormoderne waren vor allem qualitative Beobachtungen (beispielsweise Pulsqualitäten) bestimmend. Damit löste die besonders von Rudolf Virchow (1821–1902) vorangebrachte Entwicklung der Zellulartheorie beziehungsweise Zellularpathologie die zwei Jahrtausende lang bestehende Medizintheorie einer Humoralpathologie ab, welche noch auf den alten Autoritäten Hippokrates, Galen und Avicenna basierte. Man spricht in diesem Zusammenhang auch von einem regelrechten Paradigmenwechsel in der Medizin. Die Zelle wird als kleinste morphologische und funktionelle Einheit des Organismus anerkannt. Krankheit wird als zelluläre Antwort auf einwirkende Reize verstanden. Zur gleichen Zeit wurden aber auch kritische Stimmen laut, Messwerte würden individuelles Leid nicht erfassen. Ernst Schweninger (1850–1924), der als Leibarzt Reichskanzler Otto von Bismarck (1815–1898) von dessen Gichtleiden befreite, sprach davon, dass die Wissenschaft des Autors seine Humanität töte.

Der Mensch als Zentrum der Medizin

Für eben jene anthropologische Dimension der Medizin, die dem Menschen im Mittelpunkt der Medizin gerecht wird, haben dann in konsequenter Folge Viktor von Weizsäcker (1886–1957) und Karl Jaspers (1883–1969) plädiert. Sie forderten das subjektives Erleben und Erfahren (das so genannte pathische Moment) sowie die soziale Dimension von

Krankheit (Technikkritik) ein. Zu solcher Reflexion wird auch durch die Implementierung von GTE und deren konsequente Umsetzung in der Lehre beigetragen. An den einzelnen Universitätsstandorten in Deutschland wird die Fächertrias GTE in Form und Inhalt verschieden unterrichtet, wenngleich der grundsätzliche Rahmen abgesteckt wurde. 2003 definierte die medizinische Fachgesellschaft *Akademie für Ethik in der Medizin e.V.* Lehrziele „Medizinethik im Medizinstudium". 2009 wurde ein gemeinsames Grundsatzpapier des Fachverbandes Medizingeschichte und der Akademie für Ethik in der Medizin verabschiedet, aus dem hier folgender Grundsatz zitiert wird:

> **Zitat**
>
> *Der Arzt/die Ärztin soll nicht nur medizinisches Wissen beherrschen, sondern auch Fertigkeiten, Fähigkeiten und Haltungen aufweisen, die eine ärztliche Persönlichkeit ausmachen. Deshalb müssen zu den Ausbildungszielen des Medizinstudiums neben fachlich-medizinischen Kompetenzen auch deren kritische Reflexion und verantwortungsbewusste Anwendung gezählt werden. Die Lehrziele im Querschnittsfach GTE tragen zu diesem übergeordneten Ausbildungsziel bei.*

Wählt man das Thema der Aufklärung im ärztlichen Alltag, können die Aufgaben und damit sogleich die Bedeutung des Querschnittsfachs gesehen werden: Die Kenntnis historischer Hintergründe, wie diese in medizinhistorischer Auseinandersetzung erarbeitet werden, erleichtert das Verständnis für aktuelle – vor allem medizinethische – Probleme bei Aufklärung und Einwilligung, denn ethische und moralische Wertvorstellungen sind vom gesellschaftlichen Hintergrund abhängig. Um unsere heutigen Ansichten zu verstehen, sollte man die geschichtlichen Entwicklungen der ethischen Denkmodelle nachvollziehen und in aktuelle ethische Diskussionen mit einbeziehen. Erfahrungen aus der Geschichte lehren die Notwendigkeit ethischer Maßstäbe in der Medizin: Nicht alles technisch Mögliche ist ethisch vertretbar. Es sollte stets der Mensch als Subjekt im Mittelpunkt stehen. Für eine gute Gewissensentscheidung bedarf es moralischer Sensibilität und Verantwortungsgefühl. Man sollte sich über seine eigenen Einstellungen und Werte klar werden sowie die Fähigkeit entwickeln, die Werte anderer zu erkennen. Erst die Auseinandersetzung mit anderen – auch in historischer Perspektive – befähigt einen, eigene Werte zu begründen. Nicht zuletzt kann die Auseinandersetzung mit den Künsten hilfreich sein, wenn es um Normierungsfragen und lebensweltliche Erfahrung geht. Hier finden sich in Geschichten (Narrativen) Modelle für richtiges und gutes Leben geborgen, welche moralische Identität stiften. Man spricht in diesem Zusammenhang von narrativer Ethik: moralischer Identitätsbildung durch Erzählung (Narration). Hat man eine eigene Haltung für sich erkannt, können eigene Entscheidungen umgesetzt und auch gerechtfertigt werden. Durch den Einsatz erfahrungsorientierter Lehrmethoden (strukturierte Fallanalyse, supervidierte Rollenspiele, Gespräche und gegebenenfalls Prüfung mit sogenannten Simulationspatienten) kann kommunikative Kompetenz erworben werden, wie diese beispielsweise im Aufklärungsgespräch notwendig ist. Im Querschnittsfach GTE geht es also nicht nur um eine Wissensvermittlung (*knowledge*), sondern es geht auch um ein gezieltes Training von Fähigkeiten und Fertigkeiten (*skills/practice*). Dies entspricht ganz der ursprünglichen Bedeutung von Medizin, welche in der Antike als Heilkunst (*iatrike techne*) Fachwissen, Fähigkeiten und Haltung umfasste. Übergeordnetes Ziel von GTE ist es, zu einer ethischen Kompetenz von angehenden Ärztinnen und Ärzten beizutragen; verstanden als Haltung (*attitude*) innerhalb einer interpersonellen Medizin.

Im Anhang des erwähnten Grundsatzpapiers sind zentrale Themen des Querschnittsbereichs GTE festgehalten. Die dort aufgeführten Stichwörter wurden weitgehend berücksichtigt. Zentrales Auswahlkriterium für die darzustellenden Themen war die jeweilige klinische Bedeutung für angehende Ärztinnen und Ärzte. Dies erklärt auch, warum es bei der Themenwahl zu einer Häufung ethisch relevanter Fragestellungen gekommen ist. Es kann nicht darum gehen umfassend und systematisch drei große Fachgebiete der Medizin darzustellen. Hierfür wird am Ende der einzelnen Kapitel auf weiterführende Literatur verwiesen. Vielmehr geht es darum, exemplarisch in Geschichte, Theorie, Ethik der Medizin einzuführen. Bevor die thematischen Beispiele erläutert werden, sollen die drei der Fächertrias ihren Namen gebenden Begriffe – Geschichte, Theorie, Ethik (in) der Medizin – reflektiert werden.

Geschichte der Medizin – Medizingeschichte

Bis 1800 bestand eine intrinsische Motivation der Ärztinnen und Ärzte sich mit der beziehungsweise ihrer Geschichte auseinanderzusetzen. Die in der Medizingeschichte vereinte Erfahrung wurde als große Bereicherung und als nützlich für die gegenwärtig praktizierte Medizin angesehen. In eben dieser Tradition begann Emile Littré 1839 mit der noch heute weit zitierten französisch-griechischen Textausgabe des *Corpus Hippocraticum*.

Die zentralen Erkenntnisse der griechischen Antike, welche in dieser Schriftensammlung vereint waren, sollten für das Publikum des 19. Jahrhunderts, sowohl hinsichtlich ihrer praktischen Bedeutung als auch der theoretischen Annahmen verfügbar gemacht werden. Eine weitere wichtige Aufgabe der Medizingeschichte bestand in der Verehrung alter Autoritäten der vormodernen Medizin wie Hippokrates, Galen und Avicenna. Man sah diese als zu ehrende Ahnen und Vorfahren an – im Übrigen ganz in Tradition des Hippokratischen Eides. Dann machte die Medizingeschichte auch historische Pathologie möglich. Es konnten Krankheiten historisch erforscht werden. In der Medizingeschichte konnten Gründe für Fort-, Rückschritt sowie Wandel erkannt werden, so dass hier auch ein Ort der kritischen Besinnung war. Dennoch gab es immer wieder Widerstand gegenüber der Medizingeschichte. So forderte einer der bedeutendsten Chirurgen des 19. Jahrhunderts, Christian A. Th. Billroth (1826–1894): „Medizinhistoriker sollen Sitz, aber keine Stimme in der Fakultät haben." Insofern mag es kaum verwundern, dass seit der Mitte des 19. Jahrhunderts – in Zeiten erstarkender naturwissenschaftlicher Medizin – die Medizingeschichte ihre legitimierende Funktion verlor. Aber zeitgleich wurde ihre Bedeutung durch die Versammlungen deutscher Naturforscher und Ärzte gestärkt. 1889 wurde ihre Gesellschaft gegründet. Solche Differenzierungsentwicklungen bedrohten die Medizingeschichte. Insofern taten Stimmen wie die des Leipziger Medizinhistorikers Karl Sudhoff (1853–1904) gut: Historisches Erinnern verschaffe Elan, Mehrfachentdeckungen zu vermeiden und wissenschaftlichen Fortschritt zu fördern. Konsequenterweise wurde 1901 eine Gesellschaft für Geschichte der Medizin und der Naturwissenschaften gegründet. Und in den 1920er Jahren hatte man die legitimierende Funktion der Medizingeschichte wieder erkannt.

Ob heute die Medizinethik an die Stelle der Medizingeschichte getreten ist, zumindest wenn man dies anhand ihrer legitimatorischen Bedeutung ermisst, kann bezweifelt werden. Ethik in der Medizin ist kontextuell gebunden zu verstehen und nicht zuletzt im historischen Zusammenhang zu denken. Dabei ist die medizinhistorische Vergewisserung ärztlichen Denkens und Handelns von zentraler Bedeutung. In einer zunehmend ahistorischen Gesellschaft tut ein Blick in die Geschichte gut. Aus der Beschäftigung mit der Geschichte erwächst nicht zuletzt ein Gefühl für Historizität und Kontingenz. Die Gegenwart ist nun einmal Teil der Geschichte. Ihre Werte und Normen sind nicht vom Himmel gefallen. Vielmehr stehen diese in konkreten Kontexten – politisch, gesellschaftlich, wirtschaftlich – und werden nicht von ewiger Dauer sein.

Theorie der Medizin – Medizintheorie

Medizin ist keine reine Naturwissenschaft, auch wenn das in Zeiten biowissenschaftlichen Fortschrittsoptimismus suggeriert werden mag. Ebenso wenig ist Medizin reine Geisteswissenschaft. Man denke nur an die Fähigkeiten und Fertigkeiten, welche man neben der Fachkenntnis mitbringen muss, um gute Medizin zu machen. Medizin ist – nüchtern betrachtet – Handlungswissenschaft. Sie unterliegt mit ihrer Ausrichtung auf die Behandlung eines leidenden Menschen der Zweckhaftigkeit. Allgemein kann man sagen, dass Wechselwirkungen zwischen Theorie und Praxis der Überprüfung von Erfolg und Misserfolg unterliegen. Es gilt also nicht uneingeschränkt der Grundsatz: „Wer heilt, hat Recht." Medizin wendet Arbeitshypothesen und Modelle an. Dabei stellen sich Fragen: Warum entscheidet man sich für bestimmte Optionen? Warum kann nicht das gesamte Wissen auch tatsächlich eingebracht werden (Wissensdilemma)? Es ist also eine erkenntnistheoretische Kluft zwischen Theorie und Praxis zu beschreiben. Innerhalb der Medizintheorie ist zu unterscheiden zwischen Wissenschaftstheorie, Praxistheorie, Wissenschaftsforschung und Werttheorie in der Medizin. Ähnlich der Allgemeinen Wissenschaftstheorie als einem Teilgebiet der Philosophie versteht sich Wissenschaftstheorie der Medizin als erkenntnistheoretisches, logisch-analytisches und methodologisches Verstehen von Medizin (ärztliches Erkennen, Forschen und Wissen). Die Wissenschaftstheorie der Medizin interessiert sich also für Fragen wie „Was ist eine medizinische Theorie?" oder „Was macht Wissenschaftlichkeit aus?" Die Praxistheorie der Medizin interessiert sich für handlungstheoretische, logisch-analytische und methodologische Grundlagen des ärztlichen Handelns, das heißt, es werden Antworten auf Fragen versucht, wie man vom Wissen zum Handeln gelangt oder was eine Diagnose oder Krankheit sei. Die Wissenschaftsforschung der Medizin befasst sich mit der empirischen (abgeleitet vom griechischen *empeiros*: erfahren) Untersuchung von medizinischem Wissen sowie diagnostischem und therapeutischem Vorgehen. Schließlich ist die Werttheorie der Medizin, die Medizinethik, zu nennen.

Ethik in der Medizin – Medizinethik

Drei Grundbegriffe vorab: Moral leitet sich vom lateinischen *mos, moris*: Sitte, Brauch, Regel ab. Mit Moral sind also die Handlung eines Einzelnen oder eine Gesellschaft leitende Regeln, Wertmaßstäbe, Sinnvorstellungen gemeint, kurz: sittliche Phänomene. Bettina Schöne-Seifert definiert Moral als eine Menge von Bewertungen und Vorschriften, die sich auf den richtigen und den falschen Umgang mit anderen Wesen, im Kern mit anderen Menschen beziehen. Folgende Beispiele können einen besseren Eindruck davon vermitteln, was unter Moral zu verstehen ist: „Du sollst nicht töten." – „Menschliches Leben ist in jedem Fall zu erhalten." – „Auge um Auge, Zahn um Zahn." – „Vergib, so wird dir vergeben." – „Dauerhaft komatöse Patienten müssen nicht künstlich am Leben erhalten werden." Der zweite Grundbegriff ist das Ethos, das sich vom griechischen *to ethos*: Gewohnheit, Sitte ableitet. Ethos meint Regeln und Wertvorstellungen, welche für eine Gruppe oder Gemeinschaft identitätsstiftend sind. Für die Gruppe der Ärzte könnte beispielsweise der Hippokratische Eid ein solches Regelwerk sein, das die moralische Grundfeste der Gruppe Ärzteschaft darstellt. Die dort kulturhistorisch überlieferten Werte wie beispielweise das Schweigegebot, das Abtreibungsverbot oder das Tötungsverbot sind dann als (ärztliches) Standesethos von den Gruppenmitgliedern als gültig und für deren Handlungen als maßgeblich anzuerkennen. Auch die Berufsordnung könnte ein solches Regelwerk sein, in welchem das Ethos eines Berufes zum Ausdruck kommt. Der dritte Grundbegriff ist Ethik, die dem Handeln Orientierung gibt beziehungsweise das Handeln bewertet. Ethik bietet ein Fundament für Antworten auf Fragen wie „Was soll ich tun?" oder „Wie soll ich mich verhalten?" Ethik umfasst Pflichten, Gebotenes und Erlaubtes. Unter wissenschaftlicher Ethik ist eine methodische Untersuchung moralischer Aussagen zu verstehen mit dem Ziel, sie objektiv und systematisch zu analysieren, und zwar in Verbindung mit Grundannahmen (so genannten Ethiktheorien). Man kann auch kürzer sagen: Ethik ist das Nachdenken über Moral. Ethik ist die Theorie oder die Philosophie der Moral. Ethik und Recht beschäftigen sich häufig mit den gleichen Fragen. Im Recht werden dann aber auch ethisch unbedeutsame Fragen behandelt. Zudem ist im Recht meist weniger Feingefühl bei der Beantwortung von Normierungsfragen notwendig. Medizinethik ist keine Sonderethik, sie ist ein Teilbereich der Ethik und, wie Schöne-Seifert definiert, mit Fragen nach dem moralisch Gesollten, Erlaubten und Zulässigen befasst, speziell im Umgang mit menschlicher Gesundheit und Krankheit. Bioethik umfasst mehr, Bereichsethiken wie Umwelt- oder Tierethik sind hier ebenfalls eingeschlossen. Die Fragen und Probleme der Medizinethik sind meist nicht neu (Abtreibung, Patient-Arzt-Beziehung, Schweigepflicht, Sterbehilfe), nur zum Teil haben sich diese durch den technischen Fortschritt verschärft; dies wird vor allem im Bereich der

Intensivmedizin – hier nicht zuletzt in der Neonatologie – und der Neurowissenschaften (Enhancement, Tiefenhirnstimulation, Willensfreiheit) deutlich. In der medizinethischen Lehre sind als Lernziele zu verfolgen: Während der ärztlichen Ausbildung und Tätigkeit soll für die moralische Dimensionen ärztlichen Handelns sensibilisiert werden. Die zentralen Grundpositionen und Grundkontroversen sollen vermittelt werden. Es soll der Umgang mit ethischen Argumenten eingeübt werden. Schließlich soll eine Reflexion und Selbstvergewisserung im eigenen Handeln erreicht werden.

Formen von Ethik

Innerhalb der Ethik ist eine normative und deskriptive Form zu unterscheiden. In der normativen Ethik werden Wertüberzeugungen (wie die Todesstrafe) kritisch hinterfragt. Man setzt sich mit Begründungen moralischer Urteile und Handlungen beziehungsweise Haltungen auseinander und es wird Stellung bezogen. In der deskriptiven Ethik werden Wertüberzeugungen oder Wertkonflikte beschrieben, und zwar für Einzelne, für die Gruppe oder für die Kultur. Schließlich werden in der Metaethik Grundbegriffe sowie Hintergrundannahmen der Moral analysiert. Es geht also um die Grundlagen ethischen Argumentierens im medizinischen Kontext. Soll ich das medizinisch Mögliche tun? Soll ich mich am Wunsch des Patienten orientieren? Soll ich mich an meinen moralischen Grundüberzeugungen ausrichten? Für gutes medizinethisches Argumentieren ist Unterscheidungsfähigkeit zentral, die als solche lernbar ist: Was ist ein ethisches Problem, vor allem in Abgrenzung zu einem rechtlichen? Wie sehen ethische Begründungen aus? Wie ordne ich verschiedene Prinzipien der Philosophie oder der Medizinethik? Wie sieht ein für die medizinische Praxis taugliches ethisches Bewertungsmodell aus?

Ethische Bewertungsmodelle

In der Medizinethik sollte Orientierung für konkretes Handeln in der Praxis gegeben werden. Insofern sollte über eine Beschreibung von zueinander in Konflikt stehenden Werten hinaus das Handeln auf seine Berechtigung hin überprüft werden. Bei dieser normativen Vergewisserung hat sich die Übernahme moralischer Theorien als nicht sinnvoll

erwiesen. Aber auch die kasuistische Analyse der medizinischen, pflege-
rischen und juristischen Fakten eines Einzelfalles sowie der Werte von
Patient, Umgebung, Gesellschaft für sich kann schwerlich eine Begrün-
dungsfunktion übernehmen. Neben der Analyse von Fakten und Werten
ist bei der ethischen Fallanalyse der Wertkonflikt zu bestimmen, eine
Entscheidung herbeizuführen und eine Begründung zu erarbeiten. Generell sollte man didaktisch-illustrative Fallsammlungen für Studien-
zwecke (Beispiele mit kurzem Kommentar) von Beispielen abgrenzen,
die einer allgemeinen abstrakten Betrachtung dienen (systematisch-ar-
gumentative Funktion). Als dritte Gruppe sind Kasuistiken in klassischer
Verwendung zu nennen. Hier wird davon ausgegangen, dass die Fallanalyse den Inhalt der Ethik überhaupt liefert. Nach welchen Kriterien kann
die Berechtigung einer moralischen Aussage (wie „Aktive Sterbehilfe ist
zulässig.") geprüft werden? Hierzu ist ein System notwendig, das sich an
ethischen Grundnormen orientiert. Es handelt sich also um ein Kriterium, mit dem konkrete Handlungen ethisch gerechtfertigt werden, und
damit um eine direkte ethische Begründung. Gegenüber solchen Theo-
rieansprüchen, Moral und die Begründung von Moral systematisieren
zu wollen, ist Skepsis geboten. Es ist keine Theorie vorstellbar, die umfassend (für jedermann, zu jeder Zeit und überall) alle auftretenden
moralischen Konflikte und Probleme lösen kann. Es besteht keine Möglichkeit eine zwingende Letztbegründung zu geben, vielmehr bleiben
Werte (Wohlergehen versus Wahrhaftigkeit), Normen und Bewertungs-
prinzpien stehen. Dennoch sind prinzipienorientierte Ansätze (göttliches Gebot – theologische Ethik, Natur – naturalistische Ethik, Nutzen
– utilitaristische Ethik, Vernunft – rationalistische Ethik) hilfreich.

Theologische Ethik

Am Beispiel christlicher Ethik kann theologische Ethik ein Stück weit
näher gebracht werden: Die Welt ist eine Schöpfung Gottes. Der Schöp-
fergott hat den Menschen nach seinem Bild geschaffen. Aus der menschlichen Gottesebenbildlichkeit leitet sich die Schutzwürdigkeit des Menschen ab. Gott hat eine natürliche Wertorientierung gegeben, die der
Mensch mit seiner Vernunft entdecken kann. Natürliche Sittengesetze sind
die Zehn Gebote (Ex 20, 2–17), so zum Beispiel das fünfte Gebot, nicht zu
töten, oder die Bergpredigt mit dem Gebot der Nächstenliebe (Mt 5,
3–12). Beide haben Bedeutung für klinische Fragen, denkt man an die
Sterbehilfe oder den Schwangerschaftsabbruch.

Naturalistische Ethik

Im Naturalismus wird die Natur als oberstes Prinzip angesehen. Es gibt in der Natur der Welt und des Menschen verankerte Normen und Werte. Hiervon leiten sich grundlegende ethische Pflichten für den Menschen ab. Dabei ist das Weltbild der Antike zentral: Jedes Naturwesen hat ein Ziel, zu dem es hinstrebt (Teleologie, abgeleitet vom griechischen *to telos*: Ziel). Das Ziel ist für das entsprechende Naturwesen das Gute. Gut ist damit das, was uns unserem Ziel als Menschen näher bringt. In diesem Zusammenhang hat der Kirchenvater Thomas von Aquin natürliche Neigungen (Inklinationen) festgehalten: Bewahrung des Lebens, Verbindung von Mann und Frau, Geburt und Erziehung der Kinder, Erkenntnis der Wahrheit, Leben in der Gesellschaft. Eine Handlung ist dann gut, wenn sie das in unseren Neigungen Angezeigte realisiert. Denkt man an die Abtreibung, kommt man rasch in Konflikte, da hier ein Unschuldiger getötet wird. Diese Handlung würde dann gegen das natürliche Ziel der Bewahrung des Lebens und das der Fortpflanzung des Menschen verstoßen. Natur wird hier also als Wertordnung verstanden. Es bleibt aber zu fragen, was denn natürliche Neigungen des Menschen sind und wie diese identifiziert werden können. Der Mensch setzt sich in der Freiheit seiner Vernunft Ziele, die mit natürlichen Neigungen in Konflikt geraten können, so beispielsweise durch den bewussten Verzicht auf Kinder oder den Rückzug aus der Gesellschaft.

Utilitaristische Ethik

In der utilitaristischen Ethik ist der Nutzen oberstes Prinzip. Es handelt sich um eine so genannte konsequentialistische Ethik, bei der die Handlung nach Maßgabe ihrer kausalen Folgen beurteilt wird. Die kausalen Folgen sind das einzige Kriterium für die Bestimmung von Handlungen als richtig oder falsch. Gute und schlechte Folgen müssen durch eine übergeordnete Theorie fundiert werden (z.B. Freude oder Leid). Im Utilitarismus ist diejenige Handlung gut, welche den größten Nutzen zur Folge hat, kurz gesagt: „the greatest good for the greatest number". Dabei stellt sich bald die Frage, was denn konkret der Nutzen ist. Für den hedonistischen Utilitarismus Jeremy Benthams (*hedone*: Freude, Lust, Vergnügen) ist Nutzen gleichbedeutend mit Lust (*pleasure*); gemeint ist damit der größtmögliche Lustgewinn in einer Gruppe. Für den Präferenzutilitarismus (Peter Singer) ist Nutzen die Befriedigung der Interessen (Präferenzen) des Betroffenen. Dabei ist der Nutzen einer Handlung umso größer, je mehr Präferenzen von betroffenen Personen dabei befriedigt werden. Demnach sind nicht nur die eigenen Interessen zu befriedigen, vielmehr die Interessen aller, die von meiner Entscheidung betroffen sind. Es ist also zu fragen, wessen Nutzen gemeint ist. Es geht um die Optimierung des Nutzens einer größeren Gruppe von Individuen.

Dabei unterscheidet man zwischen dem so genannten *Total View*, dem *Prior Existence View* und dem *Average View*. Beim *Total View* wird die Gesamtsumme der Lust- oder Präferenzerfüllung berücksichtigt. Die Maximierung dieser Gesamtsumme ist dabei entweder durch die Steigerung der Lust- oder Präferenzerfüllung des Einzelnen oder durch die Vergrößerung der Gruppe, deren Präferenzen erfüllt werden, erreichbar. Nach dem *Prior Existence View* sind nur diejenigen zu berücksichtigen, die zum Zeitpunkt einer Handlung auch wirklich da sind. Am Beispiel des Schwangerschaftsabbruchs wird hier rasch Kritik laut. Denn nach dem Präferenzutilitarismus wäre dieser unproblematisch vertretbar, da die Interessen des Kindes aufgrund des fehlenden „Daseins" nicht berücksichtigt werden müssten. Schließlich ist nach dem *Average View* das Ziel, eine durchschnittliche Größe von Lust- oder Wunscherfüllung zu erreichen. Auf den ersten Blick scheinen konsequentialistische Positionen, welche die Folgen im Blick haben, plausibel. Dabei bleibt aber häufig unberücksichtigt, welche Mittel zum Ziel führen. So wäre, wenn durch Folter ein Terroranschlag vereitelt werden kann, solches Handeln gut. Es ist zu fragen, ob es wirklich moralisch geboten ist, stets jene Handlung zu verfolgen, welche die bestmöglichen Konsequenzen für die größte Zahl von Betroffenen birgt. Ist es wirklich möglich, Verantwortung für alle anderen zu übernehmen? Der Wert des Einzelnen wiegt dann weniger als die Gruppe. Schließlich ist auch der Gesamtnutzen von Handlungen für eine Gruppe meist nur schwer mit den Präferenzen Einzelner in Einklang zu bringen.

Rationalistische Ethik

In der rationalistischen Ethik ist die Vernunft oberstes Prinzip. Nach Kant ist die Vernunft einer Handlung dann als positiv einzustufen, wenn der Grund, um derentwillen wir diese ausführen, allgemeines Gesetz werden könnte. Damit könne ein vernünftiges Wesen gar nicht anders als eine Handlung wollen, deren Maximen allgemeingültig sein können. Es leitet sich also eine Verpflichtung ab, weshalb man in diesem Zusammenhang auch von Pflichtenethik oder Deontologischer Ethik (vom griechischen *to deon*: das Gesollte) spricht. Man ist demnach der Vernunft selbst verpflichtet, und zwar nur der Vernunft unabhängig von den eigenen Wünschen, Gefühlen oder Nutzenüberlegungen. Entsprechend heißt es im kategorischen Imperativ:

Handle so, als ob die Maxime deiner Handlung durch deinen Willen zum allgemeinen Naturgesetz werden sollte. (Kant 1785: 51).

Die andere Formulierung des kategorischen Imperativs geht von der Natur eines vernünftigen Wesens aus:

Handle so, dass du die Menschheit sowohl in deiner Person, als in der Person jedes andern, jederzeit zugleich als Zweck, niemals bloß als Mittel brauchest. (Kant 1785: 61).

Gemeint ist damit, dass jedes menschliche Leben einen Wert an sich besitzt, unabhängig davon, dass es sich auch als Mittel für unterschiedliche Ziele (Reichtum, Ruhm, Wissenschaft) einsetzen lässt. Als vernünftiges Wesen bin ich also frei von äußeren Einflüssen und Bestimmungen, frei von Fremdbestimmung (Heteronomie), handle vielmehr autonom und stimme – durch die geforderte Allgemeingültigkeit – mit den vernünftigen Maximen aller übrigen vernünftigen Wesen überein. Es bleibt dann zu fragen, woran man sich messen lassen muss: Kann unsere Vernunft widerspruchsfrei wollen, dass die Maxime der geplanten Handlung als allgemeines Gesetz gelten soll? Führt die geplante Handlung dazu, dass der Betroffene als bloßes Mittel gebraucht und nicht auch als Wert an sich respektiert wird? Kritisch ist in diesem Zusammenhang vor allem anzumerken, dass es sich um absolute Gebote handelt, die mit der medizinischen Praxis in Konflikt geraten können. So steht beispielsweise der Schwangerschaftsabbruch bei Vorliegen einer Behinderung im Widerspruch zum Naturgesetz der Lebenserhaltung.

Evidenzbasierte Ethik

Die so genannte evidenzbasierte Ethik geht von der evidenzbasierten Medizin (EbM) aus. Mit „evidenzbasiert" (abgeleitet von der englischen Wortverbindung *evidence-based*: auf Beweise gestützt) sind Entscheidungen beziehungsweise Handlungen auf der Grundlage empirisch nachgewiesener Wirksamkeit gemeint. Als hauptsächliches Problem stellt sich die Frage, wann man bei empirischen Informationen von Evidenz sprechen kann. Nehme ich die empirische Information per se oder spreche ich von Evidenz im Sinne qualitativ hochwertiger empirischer Information? Des Weiteren ist zu fragen, wie sozialempirische Ansätze empirischer Ethik Argumente liefern können. Hier stellen sich methodische Probleme bei der Qualitätsbewertung von Studienansätzen. Welche Maßstäbe sind anzusetzen? Lässt sich beispielsweise moralische Erfahrung messen? Ist eine Konsensfähigkeit vorstellbar? Evidenzbasierte Ethik könnte es leisten, ausgehend von allgemeinen ethischen Prinzipien auf einen spezifischen ethischen Konflikt zu fokussieren. Dabei könnten empirische Informationen im Sinne interner beziehungsweise externer Evidenz einbezogen werden, um somit kontextspezifische Prinzipien zu erhalten, die für eine Entscheidungsempfehlung abgewogen werden sollten. Letztlich kann damit aber auch nur ein stochastischer A-posteriori-Nachweis geliefert werden, notwendig wäre aber eine A-priori-Plausibilität.

Prinzipienorientierte Ethik

Der in der klinischen Praxis am meisten verwandte methodische Zugang ist der so genannte kohärentistische Prinzipien-Ansatz oder die Prinzipienethik nach Beauchamp und Childress. Anstelle eines theoretischen ethischen Prinzips, wie etwa der Vernunft, geht dieser Ansatz von allgemein gültigen ethischen Grundeinsichten aus, welche die Wahrung der Menschenwürde als oberstes Ziel haben. Dabei handelt es sich um vier so genannte Prinzipien mittlerer Reichweite: Respekt vor der Selbstbestimmung von Patienten (*autonomy*), Fürsorgeprinzip (*beneficence*), Schadensvermeidung (*non maleficence*: gr. *me blaptein*, lat. *nil nocere*) und Gerechtigkeitsprinzip (*justice*). Es handelt sich bei der Prinzipienethik um keine fertige Theorie. Vielmehr liegt hier ein Ordnungsversuch für ethisches Abwägen vor. Es sind vage, auslegungsbedürftige Normen, die im Kontext präzisiert und interpretiert werden müssen.

Weiterführende Literatur

Bruchhausen, Walter / Schott, Heinz: Geschichte, Theorie und Ethik der Medizin. Göttingen 2008

Noack, Thorsten / Fangerau, Heiner / Vögele, Jörg: Geschichte, Theorie und Ethik der Medizin. München, Jena 2007

Riha, Ortrun: Grundwissen Geschichte, Theorie, Ethik der Medizin. Bern 2008

GTE im Profil

Life Style – Antike Diätetik und moderne Wellness

Essen und Trinken stecken ein weites Feld kulturgeschichtlicher For-schung ab. Dass auch schon in der Antike der Ernährung große Auf-merksamkeit entgegengebracht wurde, zeigt nicht zuletzt die Verehrung der griechischen Göttin Demeter (und ihres römischen Pendants Ceres) als Herrin der Nahrungsgrundlagen. In der Antike bildete sich ein medizinisches Verständnis aus, das einen hohen Anspruch an Gesund-heit stellte. Aufgrund der großen Bedeutung sportlicher Wettkämpfe bestand außerdem der Wunsch nach körperlicher Schönheit und Kraft. Bei der Verwirklichung dieses Anspruchs spielte die so genannte Diä-tetik eine wesentliche Rolle. Der griechische Begriff der diaitetike, *der zunächst nur eine reine Ernährungslehre meinte, erfuhr im Laufe der Zeit eine Bedeutungserweiterung und bezeichnete schließlich ein um-fassendes Konzept gesunder Lebensführung. Das antike Diätetikver-ständnis unterschied sich damit substantiell vom heutigen Verständnis der Diätetik als angewandter Ernährungswissenschaft.*

Gesundheit im ganzheitlichen Verständnis

Seit dem Jahr 1947 wird Gesundheit von der *World Health Organization* (WHO) als Zustand vollständigen physischen, geistigen und sozialen Wohlbefindens definiert. Gesundheit wird damit heutzutage also nicht ex negativo durch die Abwesenheit von Krankheit oder Schwäche, sondern positiv formuliert. Zudem erstreckt sich Gesundheit in diesem Verständ-nis auf alle Lebensbereiche. Bemerkenswert ist, dass auch schon der anti-ke medizinische Diskurs einer solch umfassenden und vielschichtigen Definition von Gesundheit nahe stand: Er richtete die primäre Referenz an eine Gesundheitslehre und nicht an eine Krankheitslehre, ihn prägten von Anfang an kosmologische und anthropologische Überlegungen. Vor diesem Hintergrund ist die Gesundheitslehre des griechischen Arztes Galen von Pergamon (129 – ca. 210 n. Chr.) im kaiserzeitlichen Imperium Romanum zu sehen: Seine Lehre war ebenfalls von einem ganzheitlichen Verständnis von Gesundheit geprägt, dessen logische therapeutische Konsequenz nach Galen letztlich im Verhindern von Krankheiten (Prävention) bestand. Über das ganzheitliche Verständnis von Gesundheit in der Antike schrieb Ludwig Edelstein im Jahr 1931:

Zitat

Erkennt man aber, daß der Kranke durch eine richtig geordnete Lebensweise gesund werden kann, so muß man schließen, daß der Gesunde durch eine falsche Lebensweise krank werden kann, weil ja offenbar die Lebensweise den Zustand des Körpers zu bestimmen vermag. Wer gesund bleiben will, muß also richtig zu leben wissen. Diese Erkenntnis gilt, nachdem sie einmal gewonnen war, für alle Jahrhunderte des Altertums unbestritten als richtig.

Die Ursprünge der Diätetik

Die auf Beobachtung und vernunftgemäßem Naturverständnis basierende Medizin der Antike unterschied drei mögliche Formen der Therapie: Die Applikation von Pharmaka, das Handanlegen durch einen chirurgischen Eingriff und die Diätetik, deren Ziel die Erziehung des Menschen zu einer gesunden Lebensweise ist. Erste Überlegungen, die zur Grundlegung diätetischer Lehrsätze führten, gehen auf die frühesten Vertreter der abendländischen Philosophie zurück, die sogenannten Vorsokratiker, die etwa zwischen 600 und 400 v. Chr. wirkten. Sie entwickelten erstmals anhand von Naturbeobachtungen ihre Vorstellungen von den Funktionsweisen des Makrokosmos und formulierten davon ausgehend die ersten Gesetzmäßigkeiten. Diese Ergebnisse und Gesetzmäßigkeiten wurden im Folgenden auch auf den Menschen übertragen und führten zu Erklärungsmodellen für die Entstehung von Gesundheit und Krankheit. Zuvor galten Krankheiten als durch Götter verursacht und folglich auch als nur durch Götter therapierbar. Es waren die Vorsokratiker, welche die Grundlage für ein Verständnis von Gesundheit und Krankheit als Naturvorgang legten. Als wichtige Vertreter der Vorsokratiker sind zunächst die Pythagoreer zu nennen, die Wert auf eine Ausgewogenheit von Essen und Trinken und auf die Zubereitungsform der Speisen und Getränke legten und auf dieser

Grundlage zwischen gesund und krank unterschieden. Einen weiteren
Beitrag zur Entwicklung der Diätetik leistete Herodikos von Selymbria im
5. Jh. v. Chr. Er erklärte alle natürlichen Vorgänge und damit auch phy-
siologische Prozesse als Wechselspiel aus Trennen und Mischen von bestimmten Grundsubstanzen, aus denen sich alle anderen Dinge zusam-
mensetzen. Entstehungs- und Vergehensprozesse wurden damit als Einheit
und natürlicher Vorgang verstanden. Dieses Erklärungsmodell umfasste
neben den vier Grundelementen Feuer, Wasser, Luft und Erde auch die
vier Qualitäten feucht, trocken, kalt und heiß sowie die vier Säfte Blut,
Schleim, gelbe Galle und schwarze Galle. Die Vierzahl dieser Qualitäten
kann dabei auf andere Vierergruppen in der antiken Vorstellung zurückgeführt werden wie zum Beispiel die vier Jahreszeiten, die vier Lebensalter,
die vier Elemente oder die vier lebenswichtigen Organe. Einen weiteren
zentralen Begriff, den des Gleichgewichts beziehungsweise der Gleichheit
(*isonomia*), als Inbegriff der Gesundheit prägte der Vorsokratiker Alkma-
ion von Kroton. Ihm zufolge gründet sich Gesundheit auf das Gleichgewicht zwischen den einzelnen Qualitäten, also feucht – trocken, kalt –
warm und allen weiteren Gegensatzpaaren. Überwiegen (*monarchia*)
einzelne Qualitäten, dann kommt es zur Entstehung von Krankheit. Die
Vorstellung von Gleichheit (*isonomia*) als Grundlage für Gesundheit stellt
den Beginn eines medizinischen Diskurses um humoralpathologische
Vorstellungen dar. Gesundheit und Krankheit wurden in vorsokratischer
Zeit zum ersten Mal als natürliche Prozesse verstanden und folglich mit
natürlichen Mitteln zu beeinflussen versucht. Es waren also philosophi-
sche Überlegungen, die zur Entwicklung medizinischer Konzepte führten.

Diätetik als Lebensstil

Zunächst wurde unter Diätetik eine reine Ernährungslehre verstanden.
Nach antiker Vorstellung war jeder Körper von einem Gleichgewicht geprägt, das von der Ernährung abhing. Den Ernährungsbestandteilen wiederum wurden Qualitäten zugeordnet, die jeden Organismus individuell
beeinflussen konnten. Erklärtes therapeutisches Ziel war die Wiederher-
stellung und der Erhalt der *physis*, der kraftvollen natürlichen Konstituti-
on des Menschen. Durch die Applikation aufeinander abgestimmter Nahrungsmittel, die in unterschiedlicher Konsistenz (flüssig, breiig, fest)
zubereitet wurden, konnte Ernährung korrigierend oder präventiv wirken.
In der Mitte des 5. Jahrhunderts v. Chr. stellten sich dann erste Differen-
zierungsbestrebungen ein. Um den Körper ins Gleichgewicht zu bringen

bzw. dort zu halten, musste nicht nur die Mischung der Säfte ausgeglichen sein, sondern es mussten auch die äußeren Umstände zu den inneren ins rechte Verhältnis gesetzt werden. Das Ziel eines gesunden Allgemeinzustandes versuchte man durch Bewegung zu erreichen, unter der Vorstellung, Krankheit wäre eine Folge von Inaktivität. Weiterhin wurde unterschieden zwischen den individuellen Bedürfnissen von Jungen und Alten sowie zwischen denen von Frauen und Männern. Durch die Berücksichtigung immer weiterer Aspekte – wie etwa Klima, Jahreszeit oder Qualität von Wasser und Boden – wurde Diätetik zunehmend zum Konzept einer Lebensweise (*life style, modus vivendi*). Da die Diätetik der Gesundheit zuträglich war, stand es um ihre Wertschätzung sehr gut. Sie wurde als zuverlässige Heilmethode anerkannt und gewürdigt. Zwar sind vergleichsweise wenige Überlieferungen zur praktischen Umsetzung der Diätetik erhalten, doch lässt sich auf ihrer Grundlage ein repräsentativer Eindruck gewinnen: Ein anschauliches Beispiel für eine Diätempfehlung ist beispielsweise der Rat, bei Überwiegen des cholerischen Temperaments scharfe Speisen zu meiden und eher kalte Speisen zu sich zu nehmen. Phlegmatikern in höherem Alter wurde nahe gelegt, wärmende Speisen einzunehmen, für Kinder wurden warme und trockene Speisen empfohlen. Hafer sollte feucht und kühlend wirken, Honig hingegen wurde eine erwärmende und trocknende Wirkung auf die Säfte des Körpers zugesprochen. Ein Beispiel für das komplexe Zusammenspiel zu berücksichtigender Aspekte stellt der Hinweis zu einem Brechmittel dar: Im Winter gegeben würde es zu einem schleimigen, im Frühjahr zu einem feuchten, im Sommer zu einem galligen und im Herbst zu einem schwarzen Erbrechen führen. Überliefert ist auch die Regel, dass sich die diätetischen Maßnahmen auf den ganzen Tag erstrecken müssen, um therapeutischen Erfolg zu zeigen. Indem sich die Diätetik dem weiteren Kontext von Mensch und Welt zuwandte, wurde sie zugleich zur Triebfeder der Verbindung zwischen Naturphilosophie und Anthropologie und zum Inbegriff einer sich an der Natur orientierenden Lebensweise. In der Zusammenschau kamen jedoch nur diejenigen gesellschaftlichen Gruppen für eine Lebensweise nach den Regeln der Diätetik in Frage, die sich eine Lebensgestaltung nach deren individuellen Maßgaben überhaupt leisten konnten.

Die Diätetik in der Kaiserzeit

Im Laufe der Zeit kam es zur weiteren Differenzierung und Modifizierung der Theorien und Konzepte der Diätetik. Die praktische Umsetzbarkeit trat gegenüber theoretischen Vorschriften und Erklärungen in den Vordergrund. Das Postulat, richtiges Leben könne beinahe ausschließlich durch eine auf die Erhaltung der Gesundheit ausgerichtete Lebensweise erreicht werden, wurde gelockert, indem die Berufstätigkeit der Menschen mit in die Überlegungen einbezogen wurde. Der griechische Arzt Aretaios von Kappadokien (Mitte des 1. Jahrhunderts n. Chr.) und seine römischen Zeitgenossen Scribonius Largus und Aulus Cornelius Celsus argumentierten folgendermaßen: Ein gesunder Mensch brauche sich an keine diätetischen Vorschriften zu halten; vielmehr werde ihm empfohlen, ein abwechslungsreiches Leben zu führen, Reisen zu unternehmen und möglichst agil zu sein. Trägheit schwäche den Körper, Agilität hingegen stärke ihn. In diesen therapeutischen Vorschlägen orientierten sich die Autoren an der diätetischen Ausrichtung des *Corpus Hippocraticum,* einer Sammlung von 60 medizinischen Schriften, die zwischen 450 und 350 v. Chr. entstand. Damit wurde der zweite Aspekt der Diätetik, die Prävention, wieder in den Hintergrund gerückt, wenngleich beispielsweise Celsus weiterhin allen Stadtbewohnern und geistig Tätigen Präventivmaßnahmen zur Wahrung ihrer Gesundheit empfahl. Die Ansicht, Arbeit stärke die Gesundheit, passt in die Zeit – waren doch die Menschen stärker denn je gefordert, sich aktiv in das gesellschaftliche Leben einzubringen. Im Zentrum der Diätetik standen nun insgesamt eher praktische Handlungsanweisungen: So empfahl Celsus, sich von übermäßigem Essen und maßlosem Training, wie einige Athleten es betrieben, fernzuhalten. Aber auch Inaktivität oder die Unterbrechung von Übungen aufgrund beruflicher Verpflichtungen wurde als schädlich gewertet. Ausgewogenheit war Maßgabe in allen Lebensbereichen. So sollte man ausreichend, aber nicht übermäßig essen, und auch mit dem Geschlechtsverkehr maßhalten. Arbeit in Maßen galt als gesundheitsförderlich und allzu luxuriöse Lebensführung als bedenklich.

Galen und die Ausgewogenheit der Körpersäfte

Neben diesen Anweisungen blieb stets auch die Vorstellung von der Ausgewogenheit der Körpersäfte (Eukrasie, abgeleitet von dem griechischen *eukrasia*: gute Mischung) erhalten. Galen entwickelte im 2. und 3. Jahrhundert n. Chr. seine Vorstellungen am Modellfall des eukratischen Menschen, der frei von jeglicher Krankheit ist und nur für seine Gesundheit leben kann. Damit folgte er weitgehend den Grundlegungen des *Corpus Hippocraticum.* Er baute das bestehende Erklärungsmodell jedoch aus, indem er zusätzlich zu den Primärqualitäten heiß, kalt, feucht, trocken die sekundären Geschmacksqualitäten süß, salzig, bitter, sauer/scharf einführte. Außerdem legte er für seine Stoffe vier Wirkungsgrade fest: kaum wahrnehmbar, deutlich wahrnehmbar, leicht schädigend, vernichtend. Zwischen den Nahrungsmitteln und den vier Primärqualitäten heiß, kalt, feucht, trocken stellte er eine Verbindung her und ordnete den Säften bestimmte Qualitäten zu. Die Auswahl der Nahrungsmittel orientiert sich am Ziel, das Gleichgewicht der Körpersäfte aufrechtzuerhalten. Für Galen entschied die richtige Diätetik über den gesundheitlichen Zustand des Einzelnen. Er setzte seine theoretischen Vorstellungen konsequent in einen praktischen Bezug von Gesundheit und Krankheit und gab Berufstätigen wirklichkeitsnahe Empfehlungen, die ihre jeweiligen beruflichen Verpflichtungen in angemessener Weise berücksichtigten. Über die Verdauung hatte Galen eigene Vorstellungen: Im Magen fand die erste Digestion statt, dort entstand aus der Nahrung der sogenannte *chylos*, was übersetzt schlicht „Saft" bedeutet. Was davon ausgeschieden werden sollte, verließ über Magen und Darm den Körper als schwarze Galle. Was rein war, floss in die Leber, den zweiten Ort der Digestion. Dort bildeten sich aus dem nun reinen *chylos* Blut, gelbe und schwarze Galle. Aus dem Rest entstand als Überschussprodukt der Harn, der von den Nieren ausgeschieden wurde. Die dritte Digestion fand in der Peripherie statt, im Blut, das über das Herz in die Organe gepumpt wurde, die es aufbrauchten. Abfallprodukt dieses letzten Schritts war der Schweiß, der den Körper schließlich über die Haut verließ.

Genaue Beobachtung als Grundlage von Therapie und Prävention

Galen zeichnete sich durch seine autoptischen, das heißt durch eigene Anschauung gewonnenen Erkenntnisse aus. Er beobachtete Natur und Kultur verschiedener Regionen, in denen er sich aufhielt, und beschrieb dabei neben den allgemeinen Lebensumständen auch Charakteristika wie spezifische Ernährungsgewohnheiten. Auf der Grundlage seiner genauen Beobachtungen unterschied er auch zwischen Gesunden und Kranken. Die vermeintlich Gesunden waren nach Galen präventiv zu versorgen, da er auch bei ihnen unterschiedliche Ausprägungen eines leicht gestörten Mischungsverhältnisses der Körpersäfte erkannte. Um den Ausbruch einer Krankheit zu verhindern musste daher einer Dyskrasie so früh wie möglich therapeutisch entgegengewirkt werden. Galen unterschied acht verschiedene Dyskrasie-Varianten beim Gesunden, die bereits eine Krankheitsdisposition darstellten. In seiner auf Beobachtung beruhenden Darstellung beschrieb Galen auch unterschiedliche Verhältnisse auf dem Land und in der Stadt:

Zitat

Auf dem Land bei Alexandria ist die Ernährung schlecht. Dort isst man Bohnen und Linsen neben anderen Hülsenfrüchten, gesalzenen Fisch und Muskelfleisch von Viper, Kamel und Esel. Zu trinken gibt es dünnen, wässrigen Wein von minderer Qualität.

In Rom bestanden für Galen ähnliche gesundheitsgefährdende Verhältnissen:

Zitat

Während die Armen mit einseitiger Ernährung auskommen müssen, die aus ungesäuertem, mit Honig gesüßtem Brot besteht, leiden die reichen Städter an den Folgen des Überschusses und des Luxus.

Insgesamt stufte Galen das städtische Leben als gesundheitsschädlich ein. Anschauliches Beispiel für seine Kritik ist der römische Stadtfluss Tiber:

Zitat

Abwässer von Küchen, Bädern und Toiletten werden in den Fluss geleitet, aus dem dann Fische zum Verzehr angeboten werden. Ein Fisch aus dem nahen, etwas nördlich gelegenen Fluss Nar, der in den Tiber mündet, hebt sich in Größe und Geschmack deutlich von einem Fisch aus dem Tiber ab.

Neben eigenen Erfahrungen und Beobachtungen nahm Galen auch tradierte Vorurteile in seine Ausführungen auf und lehnte so beispielsweise frisches Obst als schädlich ab. Der Nachteil seiner subjektiven Methode wird dadurch offensichtlich.

Galens Werk – mehr als reine Ernährungslehre

Galens Ziel war zum einen die Verbindung von Ernährung und Gesundheit, zum anderen die Umsetzung theoretischer Vordenker in die Praxis. Galens Konzept der Diätetik stand in Verbindung mit den Ursachen von Gesundheit und Krankheit, die er systematisierend in ein Schema zu bringen versuchte. Er entwickelte die antike Vorstellung der Unterscheidung zwischen den so genannten *res naturales*, den *res non naturales* und den *res contra naturam* weiter. Unter den *res naturales*, den „natürlichen Dingen", wurden alle Stoffe und Kräfte verstanden, aus denen der menschliche Körper besteht. Die *res non naturales*, die „nicht natürlichen Dinge", waren diejenigen, auf die man zu achten hatte, um das Gleichgewicht und damit die Gesundheit zu erhalten. Galen differenzierte diese Klassifizierung nun weiter aus, indem er die Zahl der *res non naturales* auf sechs festlegte. Dabei handelte es sich um die sechs fundamentalen Lebensbereiche, die der Mensch regeln muss, um das Gleichgewicht der Gesundheit zu erhalten oder wiederzuerlangen. Im Einzelnen waren das: Licht und Luft, Essen und Trinken, Bewegung und Ruhe, Schlafen und Wachen, Ausscheidungen und Affekte. Diese sechs Bereiche wirkten ineinander und aufeinander. Sie wurden als bestimmend für Gesundheit und Krankheit und schließlich auch für das Sterben angesehen. Schließlich gab es noch die *res contra naturam*, die „Dinge gegen die Natur", die sich gegen die Gesundheit richteten, weil sie das Gleichgewicht störten. Das Konzept der *sex res non naturales* liegt sowohl der galenischen Pathologie als auch seiner Idee der Prävention zugrunde. Die Balance der *sex res non naturales* untereinander war das entscheidende Kriterium für den physiologischen oder pathologischen Zustand des Menschen.

Die Entwicklung der Diätetik in der Folgezeit

Diätetische Anschauungen, wie sie im *Corpus Hippocraticum* und im Werk Galens beschrieben sind, wurden noch in der Spätantike lebhaft diskutiert und schließlich in das Mittelalter transferiert. Oreibasios, dem Leibarzt Kaiser Julians, wurde in der Mitte des 4. Jahrhunderts n. Chr. der Auftrag gegeben, das Wissen der Galenischen Schriften wiederzugewinnen. In seinen Arbeiten bezog er sich oft auf Galen. So beschrieb er beispielsweise die Gefahr, auf Reisen unbekannte Nahrung zu sich zu nehmen – ähnliche Warnungen hatte Galen zuvor schon gegeben. In einem eigenen Abschnitt thematisierte er die Bedeutung von Essen und Trinken, wobei er Diätetik nur mehr im engeren Sinn als eine reine Ernährungslehre verstand. Ende des 4. Jahrhunderts n. Chr. nahm auch der christliche Autor Nemesios, Bischof von Emesa, Anleihen von Galen. Auf klassisch diätetische Voraussetzungen bezogen sich im 4. Jahrhundert n. Chr. Gregorios von Nazianz und im 5. Jahrhundert n. Chr. Hieronymus. In einer ganzen Reihe mittelalterlicher spiritueller Texte kam es dann zur

Auseinandersetzung mit medizinischen Grundlagenthemen, Krankheit wurde als Imbalance, als Fehler in der zugrundeliegenden Ordnung verstanden. Der Zugang zu den in der Antike geprägten medizintheoretischen Modellen war erstmals nicht mehr nur Fachspezialisten vorbehalten. Durch Übersetzungen arabischsprachiger fachmedizinischer Schriften in die lateinische Sprache – griechische und lateinische medizintheoretische Schriften waren einst ins Arabische übersetzt worden; die arabische Medizin baute auf antiken Konzepten auf – wurden nun die antiken diätetischen Vorstellungen in Europa verbreitet. Eine bedeutende arabische Schrift zur Diätetik blieb in ihrer lateinischen Übersetzung mit dem Titel *Tacuinum Sanitatis*, wörtl. „tabellarische Übersicht der Gesundheit", bis ins 16. Jahrhundert im Gebrauch.

Diätetik – life style mit antiken Wurzeln

In späterer Zeit bezogen sich auch die medizinischen Humanisten auf die antiken Vorstellungen des Säftegleichgewichts. Christoph Wilhelm Hufeland hinterließ 1796 mit seiner Monographie *Die Kunst, das menschliche Leben zu verlängern*, die später unter dem Titel *Makrobiotik* bekannt wurde, ein Meisterwerk des Klassizismus, in dem er sich mit dem Gegenstand der Diätetik nach antiker Tradition auseinandersetzte. Die alten strukturellen Vorgaben wurden mit einem breiten Spektrum zeitgenössischer Probleme in Verbindung gebracht, die Fokussierung ausschließlich auf die Ernährung wird dabei aufgebrochen. Die ursprünglichen Grundgedanken der antiken Medizin wurden dabei aufgenommen. Gerade heute, in Zeiten eines Zuwachses der Alternativmedizin, wird wieder vermehrt auf Prävention und Rehabilitation gesetzt. Gesundheit, Fitness und Diät bilden eine goldene, fast zeitlose Trias. Das umfassende antike Konzept der Diätetik hat also weiterhin substantielle Bedeutung.

Weiterführende Literatur

Caplan, Arthur L.: Health, Disease and Illness. Concepts in Medicine. Washington 2004

Schäfer, Daniel / Frewer, Andreas / Schockenhoff, Eberhard / Wetzstein, Verena (Hg.): Gesundheitskonzepte im Wandel. Geschichte, Ethik und Gesellschaft. Stuttgart 2008

Ein neues Paradigma: Naturwissenschaftliche Medizin

Die Bakteriologie wurde um 1900 zur Leitwissenschaft einer natur-wissenschaftlichen Medizin: Morphologische Substrate wurden als Krankheitsverursacher angesehen. Öffentliche Hygienemaßnahmen, Immuntherapie (aktive wie passive Immunisierung) und antibakte-rielle Therapie wurden entwickelt. Auch wurden Meilensteine der Patientenrechte infolge von bakteriologischer Forschung am Men-schen errichtet. Zu den „Protagonisten" der Bakteriologie um 1900 zählen Louis Pasteur und Robert Koch. Die Geschichte der Infekti-onsbekämpfung ist bis heute von Irrwegen und Zufällen gekennzeich-net und muss in ihrem jeweiligen Kontext kritisch gewürdigt werden, um die Gefahr eines Fortschrittsoptimismus zu vermeiden.

Das 19. Jahrhundert – Rudolf Virchow

Mitte des 19. Jahrhunderts bekommt die Medizin eine neue Orientie-rung. Die naturwissenschaftliche Medizin beginnt sich zu entwickeln. 1858 legt Rudolf Virchow (1821–1902) seine Epoche machende *Cellu-larpathologie* vor. Er löst damit die zwei Jahrtausende lang bestehende Medizintheorie einer Humoralpathologie ab, welche noch auf den alten Autoritäten Hippokrates, Galen und Avicenna basierte. Es kommt damit zu einem Paradigmawechsel in der Medizin. Künftig wird die Zelle als Grundbaustein des Lebens angesehen (*omnis cellula e cellula*). Sie ist die kleinste morphologisch und funktionell autonome Einheit des Organis-mus. Krankheit wird als zelluläre Antwort auf einwirkende Reize ver-standen. Virchow trat mit großem Selbstbewusstsein auf und formulier-te dementsprechend bestimmt, die naturwissenschaftliche Orientierung der Medizin sei die einzig mögliche. Für die vorangegangene Zeit – ge-meint ist die Vormoderne – hatte er nur abschätzige Bemerkungen. Ho-möopathie, Hydropathie, Magnetismus und Exorcismus bezeichnete er als eine Cohorte der Propheten des Aberglaubens und als Phantome des

Mittelalters, womit er wieder einmal das Klischee vom rückwärts gewandten „dunklen" Mittealter bediente. Mittlerweile ist durch einschlägige Forschung ein differenziertes Bild vom Mittelalter erarbeitet worden. Aus der Vormoderne sei erinnert an die Humoralpathologie am Krankenbett, an Christoph Wilhelm Hufeland (1762–1836) und sein bedeutendes Lebenskraftkonzept (*Makrobiotik*); man denke an Samuel Hahnemann (1755–1843) oder an die Homöopathie und an Friedrich Wilhelm Schelling (1775–1854) und die Romantische Medizin. Deren spekulativer Gehalt kommt zum Beispiel darin zum Ausdruck, dass das Leben nur der Ausdruck für eine Summe von Erscheinungen sei, deren jede einzelne nach den gewöhnlichen physikalischen und chemischen, gemeint sind mechanische, Gesetzen vonstatten gehe. Virchow war aber nicht der einzige Befürworter naturwissenschaftlicher Medizin.

Pfeufer und Henle – Wegbereiter der Naturwissenschaftlichkeit

Vielmehr war die Medizin dieser Zeit dabei, sich völlig neu zu definieren. Entsprechend viele Menschen waren der Naturwissenschaftlichkeit verpflichtet. Der bekannte Anatom und Nierenphysiologe Friedrich Gustav Jacob Henle (1809–1885) prägte diesen Wandel der Medizin maßgeblich mit. Anhand seiner Beobachtungen am Mikroskop entdeckte und beschrieb er als Erster die Epithelgewebe des menschlichen Körpers und organisierte sie in einer eigenen Nomenklatur (Zylinderepithelien, Flimmerepithelien, Pflasterepithelien). Noch heute kennt man das von ihm beschriebene Kanalsystem der Niere als so genannte Henle-Schleife. Neben seinen anatomischen Studien war Henle auch auf dem Gebiet der Mikrobiologie Wegbereiter. Obwohl erst viel später durch seinen Schüler Robert Koch Bakterien unter dem Mikroskop entdeckt wurden, vertrat Henle zuvor schon die Theorie, Mikroorganismen wäre die Ursache von Infektionskrankheiten. Auf Henle und Koch gehen daher auch die Grundregeln der Definition eines Krankheitserregers, die *Henle-Koch'schen Postulate*, zurück. Seine in der Forschung gewonnen Erkenntnisse übertrug Henle in zahlreiche Veröffentlichungen. Als bedeutendste gelten das Lehrwerk *Allgemeine Anatomie*, das 1841 erschien, sowie das dreibändige *Handbuch der rationellen Pathologie*, erschienen in den Jahren 1846 bis 1853. Der Begriff *rationell* (vernunftgeleitet) war dabei zentral für Henles naturwissenschaftlichen Ansatz. Es ging ihm darum, die physiologischen Abläufe im menschlichen Körper wissenschaftlich zu begreifen sowie physikalische und chemische Erklärungen für Krankheitsprozesse zu finden. Henle wandte sich mit diesen Veröffentlichungen gegen die bestehenden Erklärungsmodelle der Medizin seiner Zeit. Im Jahr 1841 gründete er zusammen mit Carl von Pfeufer (1806–1869) die *Zeitschrift für rationelle Medicin*. Sie erschien 25 Jahre lang und war programmatisch für die naturwissenschaftliche Entwicklung in der Medizin. Carl von Pfeufer (1806-1869) machte sich als Öffentlicher Hygieniker in zwei Choleraepidemien, 1836 in Mittenwald und 1854 in München, sehr verdient.

Technischer Fortschritt – Experiment und Messwerte

Die naturwissenschaftliche Ausrichtung der Medizin brachte fundamentale Änderungen im Grundverständnis: Natürliche Prozesse im Körper wurden kausal erklärbar und als vorhersagbar angesehen. Damit bekam das Experiment zentrale Bedeutung. Zugleich begann die Entwicklung eines technisch basierten Fortschrittsoptimismus. In allen Körpervorgängen wurde von einer natürlichen Kausalität ausgegangen. Damit wurden Vorstellungen wie die von der verborgenen „Lebenskraft" als phantastisches Gespinst abgetan. Methodisch kam es auch zu Änderungen. So konnten Befunde nun quantifiziert erhoben werden. Während in der Vormoderne qualitative Beschreibungen im Vordergrund standen wie die Pulsqualität, ist nun zum Beispiel beim Fiebermessen eine quantifizierte Befunderhebung in Grad möglich. Dies hatte zur Konsequenz, dass Messwerte von Kranken vergleichbar wurden. Es wurde wissenschaftlicher Erkenntnisgewinn zur Verbesserung individueller Krankenbehandlung möglich.

So positiv diese Entwicklungen auch klingen mögen und so fortschrittlich das im Einzelnen auch ist, sollte man auf diese Entwicklung auch durchaus kritisch blicken. Messwerte erfassen nicht individuelles Leiden. Insofern darf man mit Fug und Recht sagen, dass durch die naturwissenschaftliche Ausrichtung der Medizin ihre antropologische Dimension verloren ging. Zeitgenössisch sprach Ernst Schweninger (1850–1924) davon, dass die Wissenschaft des Autors seine Humanität töte. Eben jene anthropologische Dimension der Medizin forderten dann später Viktor von Weizsäcker (1886–1957) und Karl Jaspers (1883–1969) ein. Sie plädierten für das subjektive Erleben und Erfahren (pathisches Moment) sowie eine verstärkte Berücksichtigung der sozialen Dimension von Krankheit (Technikkritik).

Die Entwicklung der öffentlichen Hygiene und Infektiologie

Um 1900 wird innerhalb der naturwissenschaftlichen Medizin die Bakteriologie Leitwissenschaft. Mit ihr entwickelt sich ein neues Konzept der Infektiologie, das einen spezifischen Krankheitserreger als Verursacher einer bestimmten Erkrankung erkennt. Seit dem 19. Jahrhundert wuchsen die Städte, die Mobilität zwischen den Kontinenten nahm zu und entsprechend breiteten sich auch Seuchen aus. Die öffentliche Hygiene wurde damit zur medizinischen wie politischen Herausforderung und schließlich zu einer gesamtgesellschaftlichen Angelegenheit. Bedingt durch diese Entwicklungen erhielt die naturwissenschaftliche Methodik, die nach den Ursachen dieser Bedrohung suchte, ihre neue hervorgehobene Bedeutung.

Spricht man von Hygiene, denkt man sogleich an Max von Pettenkofer (1818–1901). 1843 erhielt er seine Approbation als Apotheker; im gleichen Jahr wurde er zum Dr. med. promoviert. Schon früh interessierte er sich für medizinische Chemie. 1853 wurde er in München Ordinarius für Organische Chemie. 1865 erhielt er am gleichen Ort einen Lehrstuhl für Hygiene. Er stand in der Gunst Ludwigs II., der den hygienischen Unterricht an den Medizinischen Fakultäten fördern ließ. Unter von Pettenkofer entwickelte sich seit 1879 an der Medizinischen Fakultät in München ein Hygienisches Institut von Weltruf. Das Institut zog viele internationale Besucher an, denen das Pettenkofer'sche Konzept von Hygiene und öffentlichem Gesundheitswesen Vorbild war. Von Pettenkofer sah die Hygiene als Experimentalwissenschaft an und gründete in dieser Überzeugung 1888 die Zeitschrift *Archiv für Hygiene*, welche seit 1971 als *Zentralblatt für Hygiene und Umwelt* beziehungsweise *Journal of Hygiene and Environmental Medicine* erscheint. Durch seine zahlreichen Veröffentlichungen versuchte von Pettenkofer die medizinischen Fakultäten und die Staatsregierungen vom Nutzen und von der Notwendigkeit der Entwicklung der wissenschaftlichen Hygiene oder Gesundheitslehre zu überzeugen. Zudem trat er für den Unterricht dieses Fachbereichs an den Hochschulen ein, da er darin die Grundlage eines öffentlichen und privaten Gesundheitswesens sah.

Infektionskrankheiten und Seuchenhygiene

Seit Anfang des 19. Jahrhunderts verbreitete sich die Cholera über ganz Europa. Mitte des 19. Jahrhunderts waren die zahlreichen Epidemien zur gefürchteten Herausforderung der Medizin geworden. Ärztekommissionen wurden damit beauftragt, die Gegenmaßnahmen gegen die rasch fortschreitende Ausbreitung der Seuche zu erarbeiten. Daneben suchte man nach einer Erklärung für die Ursache der Ansteckung. Schon 1849 übertrug die Staatliche Cholerakommission von Pettenkofer diese Aufgabe. Nach seiner Ansicht handelte es sich bei der Cholera nicht um eine erregerbedingte Erkrankung, sondern um einen flüchtigen ansteckenden Stoff (Kontagium), der auf bestimmte Boden- und Grundwasserbeschaffenheiten zurückzuführen sei. Entsprechend diesen Grundüberlegungen wählte von Pettenkofer einen epidemiologischen Ansatz und verwarf chemische oder mikroskopische Analysen der Ausscheidungen von Erkrankten als nicht zielführend und unwissenschaftlich. Ein Tierversuch könne auch nicht helfen, da sich alles im Boden abspiele. Von Pettenkofer ging bei seiner Choleratheorie – mit der er irrte – davon aus, dass ein im Darm erzeugter und durch menschliche Ausscheidung verbreiteter Keim noch nicht infektiös sei. Infektiös würde dieser erst durch Kontakt mit Faulstoffen des Bodens. Außerhalb des Körpers fände ein „chemischer Reifevorgang" im Erdreich statt. Dafür brauche es einen porösen, für Luft und Wasser durchgängigen Boden und eine entsprechende Nährlösung (Abfallstoffe!) für Fäulnis- und Gärungsorganismen, die sich eben im Boden befänden. Wäre der Boden erst einmal gereinigt, wären die Menschen vor der Cholera gerettet. Erklärtes Ziel war damit, den Boden für den chemischen Reifeprozess des Cholerakeims unfruchtbar zu machen.

Die Theorie vom üblen Dunst

Mit seiner Annahme, Voraussetzung für die Entstehung der Cholera seien Giftstoffe im Boden, stand Pettenkofer in der alten Tradition der im 19. Jahrhundert noch weit verbreiteten Miasmenlehre (abgeleitet vom griechischen *miasma*: übler Dunst, Verunreinigung). Nach der Miasmenlehre, die seit der Antike als Erklärungsmodell Bestand hatte, entstehen Krankheiten nicht im Menschen, sondern sind auf schädigende Gifte und Dämpfe zurückzuführen, die im Boden aus Fäulnis entstehen und über die Luft verbreitet werden. Entsprechend nahm man auch für die Cholera an, aus Fäulnis entstandene Unreinheiten der Luft seien für die Seuche verantwortlich. Der wissenschaftliche Nachweis der Irrigkeit dieser Annahme gelang erstmals in London. 1854 analysierte der englische Arzt und epidemiologische Forscher John Snow (1813–1858) Todesfälle einer Choleraepidemie im Londoner Stadtteil Soho. Dabei konnte er nachweisen, dass sich alle Todesfälle auf eine – seiner Ansicht nach verunreinigte –

Wasserpumpe zurückführen ließen. Nachdem man diese außer Betrieb gesetzt hatte, kam es dann auch zum Stillstand der Epidemie. Snow sprach von der Cholera als einer „Wasserkrankheit" und machte die sanitären Bedingungen für ihre Entstehung und Verbreitung verantwortlich. Die Ursache für die Wasserverunreinigung wurde jedoch erst später durch die Entdeckung des Choleraerregers (*vibrio cholerae*) geklärt. Obwohl Snow einen wissenschaftlichen Nachweis geliefert hatte, wurde seine Theorie durch die damaligen Wissenschaftler und Ärzte nicht anerkannt. Man fragte sich zwar, warum manche Orte und warum medizinisches Personal von der Cholera verschont blieben. Die Vorstellung, dass es durch Stoffe beziehungsweise Keime zur Ansteckung käme, überzeugte die damaligen Wissenschaftler – unter ihnen auch von Pettenkofer – jedoch nicht. Von Pettenkofer ging in seinem Irrglauben sogar so weit, dass er nicht vor einem Selbstversuch zurückschreckte, um die Harmlosigkeit des Trinkwassers für die Entstehung der Cholera zu beweisen. Am 7.10.1892 trank er ein Glas Trinkwasser, das aus Hamburg stammte, wo damals eine Choleraepidemie wütete, und das eine verdünnte Kultur des Seuchenerregers enthielt. Zu diesem Zeitpunkt stand von Pettenkofer mit Robert Koch in Auseinandersetzung, der davon ausging, dass die Choleraepidemie in Hamburg durch kontaminiertes Trinkwasser verursacht würde. So weit man weiß, steckte sich von Pettenkofer aber nicht an; vermutlich weil der Erreger stark verdünnt war.

Pettenkofer und die Grundlagen neuzeitlicher Hygiene

Zwar erkannte Pettenkofer sehr wohl den Wert sauberen Trinkwassers, er wertete dessen Bedeutung jedoch anders. Er hielt sauberes Wasser für gesundheitsfördernd – wie auch reine Luft, gute Nahrung oder eine gute Wohnung. So sprach er selbst davon, „Trinkwasserfanatiker" zu sein, aber nicht aus Furcht vor Typhus oder Cholera. Pettenkofer ging vielmehr davon aus, unsauberes Wasser könne den Einzelnen anfälliger für Krankheiten machen. Konsequenterweise – also entsprechend seiner fehlerhaften Choleratheorie – forderte Pettenkofer dann die Reinigung des Bodens von organischen Abfällen und Unrat. Auch wenn die Kausalität nicht richtig war, leistete Pettenkofer mit seinen Hygienemaßnahmen einen wertvollen Beitrag für die öffentliche Gesundheit. Er machte die Notwendigkeit klar, das verschmutzte Nutzwasser entfernen zu lassen und etablierte die Schwemmkanalisation. Diese sieht ein Netz mit Schwemmvorrichtungen für Abtransport von Abfall und Ausscheidungen vor. Daneben trat er dafür ein, sauberes Wasser in die Städte leiten zu lassen, und setzte die Straßenreinigung und schließlich die Druckwasserversorgung – das ist eine Versorgung mit Wasser von hygienisch unbedenklicher Wasserqualität – durch. Tatsächlich ging mit diesen Hygienemaßnahmen auch die Morbiditätsrate für Typhus zurück und das Risiko von Choleraausbrüchen verminderte sich. Pettenkofers irrtümliche epidemiologische Theorie führte so letztlich zu einer verringerten Sterblichkeit. Mit Fug und Recht darf daher behauptet werden, dass er die Grundlagen neuzeitlicher Hygiene schuf und dass er sich für ein öffentliches Gesundheitswesen sowie für Epidemiologie als Wissenschaft einsetzte. Schließlich beeinflusste er maßgeblich die internationale Hygiene. Noch heute sind seine Hygienemaßnahmen von höchster Aktualität.

Pasteur und Koch – Begründer der modernen Mikrobiologie

Pettenkofer gehörte nicht zu den „Männern gegen Tod und Teufel". Damit sind vielmehr die Begründer der modernen Mikrobiologie und Bakteriologie gemeint: in Frankreich Louis Pasteur und in Deutschland Robert Koch. Beide waren zu ihrer Zeit nationale Identitätsfiguren mit hohem Prestige, die persönlich, fachlich und auch national miteinander im Wettstreit standen. Ihre Rolle und Bedeutung lässt sich durch das deutsch-französische Verhältnis erklären, das auf den Krieg von 1870/71 und die militärische Überlegenheit Preußens zurückgeht. Ihre plausiblen wissenschaftlichen Ergebnisse zeigten große Bedeutung für den medizinischen Fortschrittsgedanken: Es wurden Stimmen laut, die propagierten, die Menschheit stünde vor einer Zukunft ohne Seuchen. Bei der Würdigung dieser beiden herausragenden Persönlichkeiten sollte es stets zu einer soziokulturellen Kontextualisierung kommen und auch die Bedeutung der sozialen Netzwerke gewürdigt werden.

Louis Pasteur – Forscher und Praktiker

Louis Pasteurs (1822–1895) erste große Leistung gelang ihm 1861 durch die experimentelle Widerlegung der Lehre von der Urzeugung (Entstehung niederer Lebewesen wie Maden, Fliegen und Würmer durch Fäulnis). Diese Lehre wurde seit Aristoteles diskutiert und war im 18. Jahrhundert besonders attraktiv, da sie das Monopol Gottes auf die Schöpfung zu widerlegen vermochte. Pasteur erkannte Keime als notwendige Ursachen von Gärung, Fäulnis und Wundeiterung. Neben seiner forschenden Tätigkeit hatte er auch ausgeprägt praktische Interessen. So ist auf ihn das kurze Erhitzen auf 55 Grad, das nach ihm benannte Pasteurisieren, zurückzuführen. 1873 ließ er sich die Bierkonservierung patentieren, welche große Bedeutung für die französische Nahrungsmittelindustrie hatte; immerhin ging es dabei um die Verbesserung der Wein-, Essig- und Bierherstellung. Seit 1877 beschäftigte sich Pasteur zudem mit der Prävention ansteckender Krankheiten. 1879 beschrieb er das Prinzip der aktiven Immunisierung mit abgeschwächten Krankheitserregern bei Hühnercholera (*vaccination*). Neu war diese Methode allerdings nicht. Bereits um 1800 hatte Edward Jenner die Pockenschutzimpfung mit Kuhpocken beschrieben. 1881 führte Pasteur die Impfung von Nutztieren (Paarhufern) mit abgeschwächten Milzbranderregern (*Anthrax*) erfolgreich durch. Seit 1881 beschäftigte er sich wissenschaftlich mit der Tollwut (*Rabies*). Diese Forschung war damals von großem gesellschaftlichem Interesse. Denn die Erkrankung war zum einen weit verbreitet und verlief zum anderen in vielen Fällen tödlich. 1885 führte Pasteur eine postexpositionelle Schutzimpfung am 9-jährigen Joseph Meister durch, der zwei Tage zuvor von einem tollwütigen Hund gebissen worden war. Pasteur konnte nicht nur Meister dadurch retten, es gelang ihm auch ein Tollwutserum für Menschen herzustellen, wofür er hohe internationale Anerkennung bekam. In den Jahren 1888–1895 war er Direktor des „Institut Pasteur", dessen Pförtner später Joseph Meister wurde.

Robert Koch – Verfechter der Kontagienlehre

Für Robert Koch (1843–1910) war Krankheit als Folge spezifischer Aktivität von Bakterien zu sehen. Mit dieser Auffassung griff er die im 16. Jahrhundert bereits formulierte Kontagienlehre (abgeleitet vom lateinischen *contagium*: Ansteckung) wieder auf. Diese ging davon aus, dass epidemische Krankheiten durch Keime übertragen wurden. 1876 gelang Koch – damals noch als Landarzt – der Nachweis des Milzbranderregers (*Bacillus anthracis*). Noch im selben Jahr wurde er daraufhin zum Professor der Universität Breslau berufen. 1880 übernahm er die Leitung der Bakteriologischen Abteilung am Kaiserlichen Gesundheitsamt Berlin. In der Forschung setzte Koch vor allem auf das Mikroskop. Auf ihn geht daher auch die Möglichkeit der Visualisierung von Bakterien durch verschiedene Färbungen zurück. Auch gelang es ihm erstmals Bakterien in Kultur auf flachovalen Nährboden-Platten anzuzüchten. Auf dem Boden dieser wesentlichen mikrobiologischen Methoden führte er auch – ganz im Trend der naturwissenschaftlichen Medizin – Experimente durch. 1883 gelang ihm so der Nachweis eines kommaförmigen Bakteriums als Erreger der Cholera *(Vibrio cholerae)*. 1905 wurde Koch hierfür mit dem Nobelpreis für Medizin ausgezeichnet. Im Jahr 1885 wurde Koch Professor an der Berliner Medizinischen Fakultät und leitete dort ab 1891 sein eigenes Forschungsinstitut, das „Institut für Infektionskrankheiten", später Robert-Koch-Institut. Die nach ihm und dem Nierenphysiologen Jakob Henle (1809–1885) benannten Henle-Koch'schen Postulate – die so nie publiziert wurden – legen die Bedingungen für den kausalen Zusammenhang zwischen Keim und Krankheit fest. Demnach müssen (1) Nachweis und Isolierung eines bestimmten Erregers bei einem erkrankten Individuum möglich sein; (2) muss man diesen Erreger in Reinkultur züchten können; (3) muss die Auslösung der gleichen Krankheit durch Überimpfen des Erregers auf ein Versuchstier möglich sein; (4) schließlich muss man den Erreger nach der Überimpfung bei dem erkrankten Versuchstier nachweisen können. Individuelle Krankheitsbereitschaft muss zum Erreger hinzutreten. 1882 gelang Koch der Nachweis des „Tuberkelbazillus" (*Mykobacterium tuberculosis*). In der Folge dieser Entdeckung setzte Koch so genanntes Tuberkulin, das er aus abgetöteten Reinkulturen gewann, als Therapeutikum ein.

Neues Verständnis von Krankheiten und Infektionsbekämpfung

Die Bakteriologie kann als Leitwissenschaft der sich im 19. Jahrhundert entwickelnden neuen, naturwissenschaftlichen Medizin angesehen werden: Krankheitsentitäten wurden ätiologisch definiert. Erklärungsmodelle wurden fern von Ideologie und Politik gesucht. Es galt der Grundsatz: je ein mikrobiologischer Erreger als Ursache einer bestimmten Krankheit. Methodische Präzision wie Isolierung, Züchtung und Fotographie wurde etabliert und eine avancierte Technik mit Mikroskop, Labor und Versuchstieren eingesetzt. Diese Entwicklung hatte Konsequenzen für das Krankheitsverständnis: So tritt nun die Krankheit an die Stelle des Kranken selbst. Beispielsweise wurde so Schwindsucht nicht mehr länger als eine soziale Krankheit von Proletariern angesehen, sondern richtig als die Infektionskrankheit Tuberkulose erkannt. Das Labor (*bench*) trat an die Stelle des Krankenbettes (*bed*). Eine kausale Therapie (Chemo-, Serotherapie) beziehungsweise aktive Immunisierung zielte auf Erreger, nicht auf Kranke. Schließlich wurde die Vernichtung spezifischer Erreger durch spezifische Heilmittel verfolgt. Dabei gelangen Meilensteine auf dem Gebiet der Infektionsbekämpfung: In der Immuntherapie entwickelten Emil von Behring (1854–1917) und Shibasaburo Kitasato (1852–1931) körpereigene Abwehrstoffe gegen Erreger (passive Immunisierung) 1890–1893 gelang ihnen eine Serumtherapie gegen Diphtherie und Tetanus. Dafür wurde Emil von Behring 1901 mit dem ersten Nobelpreis für Medizin ausgezeichnet. In der Chemotherapie entwickelten Paul Ehrlich (1854–1915) und Sahachiro Hata (1873–1938) 1909 das Salvarsan gegen Syphilis. 1935 gelang Gerhard Domagk (1895–1964) mit der Entdeckung der bakteriostatischen Wirkung des Farbstoffs Prontosil die Entwicklung eines Wirkstoffs gegen Streptokokken. Seine Entdeckung führte in der Folge zur Entwicklung der Sulfonamide. 1939 wurde er mit dem Nobelpreis geehrt. Alexander Fleming (1881–1955) beschrieb 1928 das Penicillin, das er entdeckte, als er zufällig die Hemmung des Bakterienwachstums durch den Pilz *Penicillium notatum* beobachtete. Seit 1941 bekam das Penicillin durch industrielle Massenproduktion eine weite Verbreitung und hohe Verfügbarkeit. Damit setzte die antibiotische Ära ein. Trotz aller günstigen Entwicklung war und ist auch heute noch kein Sieg über Infektionskrankheiten in Sicht. Und es bleibt kritisch zu fragen, ob ein Sieg über die Infektionskrankheiten erreicht werden kann. Ist die Idee einer Welt ohne Infektionskrankheiten nicht vielmehr eine Vision? Viel spricht dafür, denkt man nur an die Hygiene-Skandale unserer Zeit oder an die Tatsache, dass an die Stelle von „besiegten" Infektionskrankheiten – wie Pocken, Syphilis, Masern oder Poliomyelitis – immer mehr neue Infektionsträger treten wie HIV, SARS, H5N1, H1N1 und viele mehr.

Weiterführende Literatur

Berger, Silvia: Bakterien in Krieg und Frieden. Eine Geschichte der medizinischen Bakteriologie. Göttingen 2009
Gradmann, Christoph: Krankheit im Labor. Robert Koch und die medizinische Bakteriologie. Göttingen 2005

Was geht uns heute noch der Hippokratische Eid an?

Der Hippokratische Eid bot in der Vergangenheit vielfach Halt und befriedigte das menschliche Bedürfnis nach Orientierung in schwierigen Grenzfragen des Lebens. Die in ihm formulierten Grundsätze waren von weitreichender Bedeutung für die Entwicklung der „Deklaration von Helsinki" und des „Genfer Gelöbnisses". Auch heute noch dient er vielfach als zentrale Bezugstelle für Ärzte in medizinethischen Diskussionen. In dieser Funktion ist der Eid nicht als „Grundgesetz" ärztlicher Ethik misszuverstehen, sondern als zeitgebundenes Dokument, das zugleich ein Zeugnis ständischen Bewusstseins der Ärzteschaft gibt. Die normativen Grundzüge der Arztrolle sind – sieht man vom informierten Einverständnis einmal ab – schon im Hippokratischen Eid festgehalten. Der Eid erfüllt dadurch eine wichtige Funktion im ärztlichen Selbstverständnis.

Der Hippokratische Eid steht am Anfang einer Tradition ethischer Codifizierungen. Man kann also durchaus sagen, „Hippokrates" ist noch immer im Gespräch, „Hippokrates" redet einem ins Gewissen. Hierfür ein Beispiel: 2003 schreibt der Lübecker Neonatologe Fenner in der *Deutschen Medizinischen Wochenschrift* (128:2003;188-91):

Zitat

Für den Umgang des Arztes mit dem Tod, in dem die Problemstellungen oft sehr diffizil sind, hat der „Eid des Hippokrates" auch bereits vor ca. 2 Jahrtausenden klare Richtlinien gegeben, die das ungeborene Leben einschließen. „(...) Ich werde niemandem, nicht einmal auf ausdrückliches Verlangen, ein tödliches Mittel geben (...); ebenso werde ich keiner Frau ein Abtreibungsmittel aushändigen (...)", heißt es darin wörtlich. (...) Wie nun stehen die Ärzte unseres Landes zu der Frage des Massen-Embryo-Fetozids? Man müsse einen ständigen, nicht verstummenden Aufschrei erwarten, würden sie ihr Tun und ihre Einstellung nach wie vor dem Eid des Hippokrates verpflichtet wissen. Doch sie schweigen – sie schweigen und machen mit!

Insofern fordert Fenner für die heranwachsende Medizinergeneration, man müsse sie ausbilden zu

Ärzten, die sich nicht damit begnügen, ihre gesetzlich geforderte Pflicht zu tun, sondern die ihr Tun hinterfragen und bereit sind, sich gegen ein Gesetz aufzulehnen, wenn sie es mit ihrem ärztlichen Gewissen oder mit dem Eid des Hippokrates nicht in Einklang bringen können.

Dieses Beispiel zeigt, dass der Hippokratische Eid, obwohl 2400 Jahre alt, heute immer noch im Gespräch ist. Solch anachronistisch anmutende Herangehensweise an ein historisches Textdokument spiegelt nicht zuletzt einen gelebten Traditionalismus der Medizin wieder. Es scheint zumindest so zu sein, dass die moderne Medizin ohne den Hippokratischen Eid nicht auszukommen vermag.

Hippokrates – Leben und Werk

Hippokrates von Kos ist zu einer Vorbildfigur avanciert. Er wurde ca. 460 v. Chr. auf der griechischen Insel Kos geboren und entstammte einer Familie, die sich auf den großen Heilgott Asklepios zurückführte. Man darf wohl davon ausgehen, dass Hippokrates auf Kos Medizin lehrte, bis er als Wanderarzt durch die Poleis zog. Er starb hochbetagt – allerdings ist hierzu nichts Genaueres überliefert. Vielfach wird der Name Hippokrates mit dem nach ihm benannten Eid in Verbindung gebracht. Doch ist der Name Hippokrates ganz allgemein durch vielerlei Assoziationen und Wortverbindungen präsent. So hat man beispielsweise einer therapeutischen Methode, bei der nach Schulterluxation (Schulterausrenkung) eine Reposition durch Zug, Außenrotation und Adduktion des Oberarms erreicht wird, den Namen „Ferse des Hippokrates" gegeben. Mit dem Namen Hippokrates ist zudem eine ganze Tradition verbunden, die in einer Schriftengruppe erhalten ist: das *Corpus Hippocraticum* („hippokratische Sammlung"), welches ca. 60 in Alexandria vereinte Schriften umfasst und in die Zeit zwischen 450 und 350 v.Chr zu datieren ist. In dieser Schriftensammlung sind nahezu alle Bereiche der Heilkunde abgedeckt. Hier wurden zum ersten Mal in der abendländischen Kulturgeschichte Gesundheit und Krankheit fern von den Göttern begründet, vielmehr durch Analogiebeobachtungen an der Natur vernunftgemäß beschrieben. Zu Hippokrates' Lebzeiten, im 5. Jahrhundert

v. Chr., war man darum bemüht, Erklärungsmodelle, die von den Vorsokratikern für den Makrokosmos gefunden worden waren, auf den Mikrokosmos Mensch zu übertragen. In dem Werk *De natura hominis* (Über die Natur des Menschen) ist die Konzeption der Vier Säfte formuliert. Daneben sind im *Corpus Hippocraticum* Krankengeschichten, Therapieanweisungen, Aphorismen oder reflexive Überlegungen zur Ethik vereint. Welche Schriften dieser Sammlung nun wirklich Hippokrates zuzuschreiben sind und wie diese Schriften zu datieren sind, ist eine die Forschung seit langem beschäftigende Frage, die bis heute nicht geklärt ist. Ebenso ungeklärt ist die Frage, ob sie (a) den Kern einer wissenschaftlichen Bibliothek der Ärzteschule auf Kos repräsentieren, die durch Hippokrates zur Blüte gekommen war, oder (b) erst im 3. Jahrhundert v. Chr. in Alexandria gesichtet, gesammelt und später zusammengefasst wurden. Der Eid des Hippokrates gehört ebenfalls in diese Schriftengruppe, was bedeutet, dass auch in diesem Fall die Autorschaft nicht eindeutig geklärt ist. Vielleicht kann man davon ausgehen, dass dieser in das 4. Jahrhundert v. Chr. zu datieren ist und vielleicht, dass Hippokrates der Autor ist; sicher ist das aber nicht. Umso erstaunlicher ist, dass ihm so große Aufmerksamkeit zugestanden wird, sein Eid gar als Grundgesetz ärztlicher Ethik gehandelt wird. Dies mag vielleicht noch mehr Verwunderung hervorrufen, wenn man sich der Tatsache bewusst ist, dass der Eid in der Antike im Grunde keine Bedeutung hatte – zumindest keine historisch rekonstruierbare. Weder zur Zeit des Hippokrates noch des Galen von Pergamon kann eine Auseinandersetzung mit dem Eid nachgewiesen werden. Zum einen gab es in der Antike keine geschlossene Ärzteschaft, an die sich der Eid hätte wenden können. Ärzte waren Handwerker, die bei ihrem Lehrmeister ihre Heilkunst als Handwerk lernten. Es gab keine verbindlichen Ausbildungsrichtlinien, gar Ausbildungsstätten. Zum anderen war die Zeit für ein Moralisieren in der Medizin noch nicht reif. Diese Tendenz ist erst im Mittelalter erkennbar, wo der Eid, gerade wegen seiner deutlichen moralischen Positionen in Fragen von Abtreibung, Chirurgie und Sterbehilfe, im jüdischen, christlichen und islamischen Kontext aufgenommen wird. Vor diesem Hintergrund wird auch klar, weshalb sich zwischen den Wertüberzeugungen in den hippokratischen Schriften und den ethischen Vorstellungen im Eid Unvereinbarkeiten finden. Diese werden am augenscheinlichsten bei der Haltung gegenüber dem Schwangerschaftsabbruch. Während im *Corpus Hippocraticum* durchaus positive Stimmen eines künstlich herbeigeführten Aborts zu vernehmen sind, wird ein solcher im Eid kategorisch abgelehnt.

Der Hippokratische Eid

(1) Ich schwöre bei Apollon, dem Arzt, und Asklepios und Hygieia und Panakeia und allen Göttern und Göttinnen als Zeugen, dass ich nach meinem besten Vermögen und Urteil diesen Eid und diese Verpflichtung erfüllen werde:

(2) Den, der mich diese Kunst lehrte, gleich zu achten meinen Eltern, insbesondere mit ihm den Lebensunterhalt zu teilen und ihn mitzuversorgen, falls er Not leidet; seine Nachkommen gleich zu achten meinen männlichen Geschwistern, insbesondere, wenn sie es wünschen, sie diese Kunst zu lehren ohne Entgelt und ohne vertragliche Verpflichtung, und so Ratschlag und Vorlesung und alle sonstige Belehrung zu erteilen meinen und meines Lehrers Söhnen wie auch den Schülern, die durch den Vertrag gebunden und vereidigt sind nach ärztlichem Brauch, sonst aber niemandem.

(3) Meine Verordnungen werde ich treffen zum Nutzen der Kranken nach meinem besten Vermögen und Urteil, sie schützen vor allem, was ihnen schaden und Unrecht zufügen könnte.

(4) Nie werde ich, auch nicht auf eine Bitte hin, ein tödlich wirkendes Mittel verabreichen oder auch nur einen Rat dazu erteilen; gleicherweise werde ich niemals einer Frau ein fruchtabtreibendes Zäpfchen geben.

(5) Heilig und rein werde ich mein Leben bewahren und meine Kunst.

(6) Ich werde nicht schneiden, und zwar auch nicht bei solchen, die ein Steinleiden haben, sondern ich werde den Männern Platz machen, die in diesem Handwerk beschäftigt sind.

(7) In welche Häuser ich eintrete, stets will ich eintreten zum Nutzen der Kranken, mich fernhaltend von willkürlichem Unrecht und jeder anderen Schädigung, insbesondere von sexuellen Handlungen gegenüber Frauen und Männern, Freien und Sklaven.

(8) Was ich auch bei der Behandlung sehe oder höre oder außerhalb der Behandlung im Leben der Menschen, soweit man es nicht ausplaudern darf, werde ich darüber schweigen, in der Überzeugung, dass hier Schweigen heilige Pflicht ist.

(9) Wenn ich nun diesen meinen Eidspruch erfülle und nicht verletze, möge mir im Leben und in der Kunst Erfolg beschieden sein, Ruhm und Ansehen bei allen Menschen bis in ewige Zeiten; wenn ich ihn übertrete und meineidig werde, dessen Gegenteil.

Strukturell ist der Eid kunstvoll als Ring komponiert. Zu Beginn werden die Götter als Zeugen angerufen, am Ende steht eine Abschlussformel.

In der Mitte befindet sich das zentrale Versprechen: „Heilig und rein werde ich mein Leben bewahren und meine Kunst." Darum sind die zentralen Gebote gruppiert. Wenn der Eid auch ein zeitgebundenes Dokument ist, zeigt sich doch, dass hier Grundforderungen ärztlicher Selbstverpflichtung erhalten sind: Der Arzt soll Leben schützen, Geheimnisse bewahren, seinen Patienten nicht schaden (*non maleficence*), das Wohl des Kranken voranstellen (*beneficence*), die Menschenwürde im Kranken achten und durch Kompetenz sowie Gewissenhaftigkeit selbst vertrauenswürdig sein.

Es wird ein Lehrvertrag geschlossen, in dem der Lehrer den Schüler in die Lehre, in die Heilkunst einweisen soll. Damit wir ein Lehrverhältnis begründet. Im Eid wird darauf abgehoben, dass der Nutzen im Vordergrund zu stehen hat; man hat Schaden abzuwenden. Dies erklärt unter anderem auch die Zurückhaltung bei chirurgischer Therapie, deren Erfolg in der Antike – man denke nur an die hygienischen Verhältnisse – schwer zu prognostizieren war. Weitere Prämissen des Handelns waren das hohe Gebot des Schweigens und das Fernhalten von Unrecht. Beide sprechen für eine starke Patient-Arzt-Beziehung, in der dem Patienten hohe Fürsorge entgegengebracht werden sollte. In die gleiche Richtung geht auch das Tötungsverbot; weder sollte Beihilfe zum Suizid noch eine Tötung auf Verlangen geleistet werden. Das spezielle Abtreibungsverbot und das Steinschnittverbot sind zwei vielfach beforschte Themen. Es ist nicht ganz zu klären, welche Form der Abtreibung beziehungsweise welche Methode genau gemeint ist. Wichtig ist aber, dass ein Verbot der Abtreibung generell festgehalten ist. Mit den Steinschneidern ist wohl eine eigene Gruppe von Heilern gemeint, die zunächst nicht zu den Ärzten im engeren Sinn gehörte; hieraus erklärt sich folgerichtig das Verbot des Steinschneidens für Ärzte.

In seiner Geschichte erfüllte der Eid des Hippokrates niemals die Funktion eines „Grundgesetzes" ärztlicher Ethik, wenngleich dieser Anspruch an ihn immer wieder von außen herangetragen wurde und immer noch wird. Der Eid ist im Zusammenhang mit den gesellschaftlichen Umständen des 5. und 4. Jahrhundert v. Chr. zu verstehen. Kranken soll geholfen werden. Dabei soll der Arzt einen weitgehenden Schutz der persönlichen Integrität des Patienten gewähren. Der Kranke und seine Interessen stehen im Mittelpunkt der Patient-Arzt-Beziehung. Der Patient soll vor einem Missbrauch der Stellung und Möglichkeit des Arztes geschützt werden. Damit tritt im Eid der Patient dem Arzt als Mensch entgegen, der selbstständig handelt und sein persönliches Schicksal mitbestimmt. Zugleich ist für die Wende vom 5. zum 4. Jahrhundert v. Chr.

ein neues Verständnis vom Menschen im Sinne einer Individualisierung festzuhalten, wie dies auch in Literatur und Philosophie zum Ausdruck kommt: Der Mensch steht mehr und mehr im Mittelpunkt.

Die Bedeutung des Eides im Spiegel der Zeit

Der Hippokratische Eid ist ein zeitgebundenes Dokument, zugleich aber ein Zeugnis ständischen Bewusstseins der Ärzteschaft. Mit seinen moralischen Positionen gegenüber Abtreibung, Sterbehilfe und Chirurgie scheint der Eid für die christliche, jüdische und islamische Überlieferung besonders attraktiv gewesen zu sein. Im Mittelalter erfreute er sich einer großen Rezeption; nahezu jeder erhaltenen Handschrift ist der Eid als Eingangsseite vorangestellt und erhält dadurch eine hervorgehobene Position. Neben der ursprünglichen Fassung finden sich auch solche, in denen die Invokationsformel dem christlichen oder islamischen ‚Gewand' angepasst wurde. Der Eid erfuhr durch zahlreiche Übersetzungen ins Lateinische und durch den Buchdruck eine weite Verbreitung, so dass er bis ins 19. Jahrhundert zu denjenigen Texten gehörte, die jedem Medizinstudenten bekannt waren und die zahlreich kommentiert wurden. Zudem fand er Verwendung in verschiedenen Promotionseiden. Zudem sei daran erinnert, dass der Eid als Zeugnis ständischen Bewusstseins in der Folgezeit auch politisch attraktiv wurde. So erfuhr er während der nationalsozialistischen Diktatur eine Instrumentalisierung, und zwar als Argument sowohl für (durch Karl Brandt) als auch gegen (durch Frank Büchner) die Euthanasie, wenngleich hierüber im Eid nichts steht. Werner Leibbrand, der im Nürnberger Ärzteprozess als Zeuge der Anklagebehörde und als Sachverständiger für medizinische Ethik auftrat, bezog sich explizit auf den Hippokratischen Eid, als er die Humanexperimente im Nationalsozialismus ethisch verurteilte – auch wenn der Eid selbst zu Menschenversuchen schweigt. Aus diesem Grund wurde 1947 im *Nürnberger Codex* ein eigener Codex bezüglich der Experimente am Menschen geschaffen. Von weiterreichender Bedeutung war dann die vom Weltärztebund 1964 verabschiedete *Deklaration von Helsinki,* in welcher die Grundsätze medizinischer Forschung festgelegt wurden und die seither in mehrfach revidierter Fassung vorliegt. Was man an diesen historischen Beispielen erkennen kann, ist die Tatsache, dass die deontologischen (vom griechischen *to deon:* die Pflicht) Grundsätze des Eides höchste identifikatorische Kraft zugesprochen bekamen. Der Eid bot in der Vergangenheit vielfach Halt und befriedigte das anthropologische

Bedürfnis nach Orientierung in schwierigen Grenzfragen des Lebens – im Grunde liegt darin auch noch heute seine Bedeutung.

Genfer Gelöbnis

Insofern ist die Frage, ob in der heutigen medizinethischen Diskussion von Hippokrates Abschied zu nehmen ist, eben doch nur rhetorisch zu verstehen. Das Erbe des Hippokrates birgt überdauernde Regeln und Wertvorstellungen, macht die lange Tradition des ärztlichen Ethos deutlich und stiftet Identität für Einzelne beziehungsweise für die Gruppe. Für diese These spricht auch das 1948 von der World Medical Association im Anschluss an den Nürnberger Ärzteprozess formulierte Genfer Gelöbnis. Es ist Ausdruck einer ethischen Selbstverpflichtung für Ärzte in der ganzen Welt und zeigt – ungeachtet des im Nürnberger Codex zum Ausdruck gebrachten Rückzuges vom Eid – deutliche Referenzen an den Hippokratischen Eid. Es stellt sich bewusst in dessen Tradition. Heute steht das Gelöbnis als Präambel der Berufsordnung in Fassung der jeweiligen Landesärztekammer vor. Es bietet Orientierung zur Frage nach der gesellschaftlichen Stellung des ärztlichen Berufsstandes und nennt – in der Tradition des Hippokratischen Eides stehend – die moralischen Normen ärztlichen Handelns.

Im Folgenden ist auf der linken Seite die *Declaration von Geneva* (1948) abgedruckt, rechts findet sich das *Genfer Gelöbnis*, der Musterberufsordnung für die deutschen Ärztinnen und Ärzte (2006) entnommen. In der englischen Originalfassung ist die Verpflichtung, die Lehrer zu ehren, wie dies auch im Hippokratischen Eid gefordert wird, enthalten. Gleiches gilt für die aus dem Hippokratischen Eid bekannte Verpflichtung, die Kollegen beziehungsweise Nachkommen des Lehrers gleich Geschwistern zu achten. In der deutschen Fassung finden sich beide Verpflichtungen an späterer Stelle zusammengefasst (im Text blau hinterlegt). Die Erweiterung in der englischen Fassung, welche sozialen Kriterien bei der ärztlichen Berufsausübung keinen Unterschied machen dürfen (zum Beispiel *nationality, race, social standing*) werden in der deutschen Fassung nur zum Teil aufgenommen (nicht umgesetzt werden zum Beispiel *gender* und *sexual orientation*; im Text unterstrichen). In der Abschlussformel ist in der englischen Fassung „freely" – auch gegenüber dem Hippokratischen Eid – ergänzt (im Text unterstrichen); dies fehlt in der deutschen Fassung. Die zentralen Verpflichtungsformeln sind aber – auch im Vergleich zum Hippokratischen Eid – gleich.

AT THE TIME OF BEING ADMITTED AS A MEMBER OF THE MEDICAL PROFESSION: I SOLEMNLY PLEDGE myself to consecrate my life to the service of humanity;	Für jeden Arzt gilt folgendes Gelöbnis: Bei meiner Aufnahme in den ärztlichen Berufsstand gelobe ich, mein Leben in den Dienst der Menschlichkeit zu stellen.
I WILL GIVE to my teachers the respect and gratitude which is their due; I WILL PRACTICE my profession with conscience and dignity; THE HEALTH OF MY PATIENT will be my first consideration;	Ich werde meinen Beruf mit Gewissenhaftigkeit und Würde ausüben. Die Erhaltung und Wiederherstellung der Gesundheit meiner Patienten soll oberstes Gebot meines Handelns sein.
I WILL RESPECT the secrets which are confided in me, even after the patient has died; I WILL MAINTAIN by all the means in my power, the honor and the noble traditions of the medical profession; MY COLLEAGUES will be my sisters and brothers; I WILL NOT PERMIT considerations of age, disease or disability, creed, ethnic origin, gender, nationality, political affiliation, race, sexual orientation, or social standing to intervene between my duty and my patient;	Ich werde alle mir anvertrauten Geheimnisse auch über den Tod des Patienten hinaus wahren. Ich werde mit allen meinen Kräften die Ehre und die edle Überlieferung des ärztliches Berufes aufrechterhalten und bei der Ausübung meiner ärztlichen Pflichten keinen Unterschied machen weder nach Religion, Nationalität, Rasse noch nach Parteizugehörigkeit oder sozialer Stellung.
I WILL MAINTAIN the utmost respect for human life from its beginning even under threat and I will not use my medical knowledge contrary to the laws of humanity;	Ich werde jedem Menschenleben von der Empfängnis an Ehrfurcht entgegenbringen und selbst unter Bedrohung meiner ärztlichen Kunst nicht in Widerspruch zu den Geboten der Menschlichkeit anwenden.
	Ich werde meinen Lehrern und Kollegen die schuldige Achtung erweisen.
I MAKE THESE PROMISES solemnly, freely and upon my honor.	Dies alles verspreche ich auf meine Ehre.

Während auch hier noch die Patientenautonomie explizit fehlt, setzte man sich dann vehement dafür ein. Im Gelöbnis wird von der Maxime *salus aegroti suprema lex* (das Wohl des Kranken als oberstes Gesetz) ausgegangen, während in der Berufsordnung die Maxime *voluntas aegroti suprema lex* (der Wille des Kranken als oberstes Gesetz) bestimmend ist. Solches Vertrauen basiert auf fachlicher Kompetenz und moralischer Integrität, wie diese durch die Zugehörigkeit zum ärztlichen Berufsstand suggeriert wird. Der Arzt wird bei seinen therapeutischen

Bestrebungen darum bemüht sein, dem einzelnen Patienten zu nutzen und nicht zu schaden. Diese hippokratische Tradition des *primum nil nocere* (zuerst nicht schaden) wurde von der Forschung immer wieder als Argument der geforderten Fürsorge im Sinn eines ‚starken Paternalismus' interpretiert, d.h. einer Fürsorge, die im Gegensatz zur angestrebten Autonomie des Patienten steht. Das fehlende Selbstbestimmungsrecht kennzeichnet den Eid als defizitär und begründet den Ruf nach einer posthippokratischen Ethik. Für unsere Spurensuche ist aber festzuhalten, dass das *primum nil nocere* in der englischsprachigen Bioethikdiskussion eine gewisse Entsprechung in den Prinzipien *beneficence* und *non maleficence* erhalten hat. In der Forschung wurde herausgestellt, dass jener Paternalismus die Arzt-Patienten-Beziehung maßgeblich geprägt hat und dass es hier grundlegend erst im 20. Jahrhundert einen gewissen Bruch der Tradition gegeben hat, indem die Autonomie des Patienten stärker betont wurde. So ist im Zuge der Anforderungen an einen *Informed consent* im deutschsprachigen Raum seit den 1960er Jahren an die Stelle einer *salus aegroti* (Patientenwohl) als *suprema lex* (oberstes Gebot) zunehmend die *voluntas aegroti* (Patientenwille) als *suprema lex* getreten. Der Arzt ist dabei verpflichtet, den Patienten unter Wahrung der hierfür notwendigen Voraussetzungen aufzuklären. Hierbei hat er die Selbstbestimmung des Patienten zu achten. Doch gerade die normativen Grundzüge der Arztrolle sind – sieht man vom informierten Einverständnis einmal ab – schon im Hippokratischen Eid grundgelegt. Der Eid erfüllt eine wichtige Funktion als Bezugspunkt für das ärztliche Selbstverständnis.

Weiterführende Literatur

Bergdolt, Klaus: Das Gewissen der Medizin. Ärztliche Moral von der Antike bis heute. München 2004

Schubert, Charlotte: Der hippokratische Eid. Medizin und Ethik von der Antike bis heute. Darmstadt 2005

Steger, Florian: Das Erbe des Hippokrates. Medizinethische Konflikte und ihre Wurzeln. Göttingen 2008

Klinische Ethik

Ethische Konflikte in der Medizin sind heute allgegenwärtig. Die Themenvielfalt der Klinischen Ethik ist dabei sehr weit gespannt: Bei Fragen zur ärztlichen Schweigepflicht, bei Entscheidungsprozessen am Lebensende und -anfang, in der Patient-Arzt-Beziehung, bei gesundheitspolitischen Fragen der sozialen Gerechtigkeit oder Fragen der Forschungsethik – in all diesen Bereichen sollte und wird auch künftig die Ethik eine wichtige Rolle einnehmen, bis hin zu konkreten Anforderungen an den einzelnen Arzt. Ethikkommissionen und klinische Ethikberatung dienen als professionelle Einrichtungen, um derartigen ethischen Konflikten angemessen zu begegnen. Für die Auseinandersetzung mit den hier angesprochenen Fragen haben sich in der Praxis vier Prinzipien mittlerer Reichweite als Gerüst für Entscheidungsprozesse bewährt: Was will der Patient? (autonomy), Wie handle ich gut? (beneficence), Wie schade ich nicht? (non-maleficence) und Wie handle ich gegenüber der Solidargemeinschaft gerecht? (justice).

Warum Klinische Ethik?

Wir leben in einer globalisierten Wert mit einer Vielfalt von Werten. Transkulturelle Medizin ist auch in Deutschland kein Fremdwort mehr. Immer mehr Menschen sind mobil und verteilen sich neu über die Welt. Patienten wie Ärzte und ebenso alle, die sich um Patienten kümmern, haben gegenüber medizinethischen Fragen und Konflikten eine wertplurale Haltung. In einem solidargemeinschaftlich verpflichteten Gesundheitssystem, wie wir ein solches in Deutschland haben, spitzen sich gesundheitspolitische Fragen auf die so schwierig zu beantwortende Frage zu, wie (knappe) Ressourcen gerecht zu verteilen sind. Dabei geraten Ärzte zugleich unter starke Kritik. Sie werden – sogar aus eigenen Reihen – als „Krankmacher" der Nation tituliert oder geraten als „Wohlfühlmediziner" in die Schlagzeilen: Man denke nur an elektive plastisch-chirurgische Eingriffe, die der Optimierung (*Enhancement*) des eigenen Körpers dienlich sein sollen, und die in deren Folge entstehenden Kosten durch eingetretene medizinische Komplikationen. Der Münchener Hygieneskandal 2010 ist hierfür ein gut belegtes Zeugnis. Wer soll für solche Kosten aufkommen? Die Sozialgesetzgebung hat mittlerweile die Krankenkassen dazu veranlasst dafür Sorge zu tragen, dass sich die Versicherten an solchen Kosten gegebenenfalls angemessen zu beteiligen haben. Ein weiterer Gesichtspunkt ist, dass der medizinische Fortschritt nicht mehr aufzuhalten ist. Ein Fortschrittsmoratorium wäre ethisch unmöglich. Technische Möglichkeiten lassen ethische Konflikte häufig überhaupt erst entstehen. Man denke nur an die avancierte Intensivmedizin oder speziell an die Neonatologie. Im Bereich der Bildgebung wird immer mehr immer feiner darstellbar. Wie geht man mit Wissen um, dass beispielsweise durch ein MRT-Screening gewonnen wurde? Schließlich ist im Gesamtgebiet der Neurowissenschaften unendlich viel möglich geworden, beispielsweise auch – ethisch nicht unbedenkliche – tiefe Hirnstimulationen. Schließlich wird immer mehr Qualität gesichert. Qualitätsmanagement steht auf der Tagesordnung. Hier sollte und wird auch künftig die Ethik eine wichtige Rolle einnehmen, bis hin zu konkreten Anforderungen, die durch Zertifizierungsprozesse zu erfüllen sind. Dabei ist die Themenvielfalt der Klinischen Ethik sehr weit gespannt. Um nur einige dieser Themen zu nennen: ärztliche Schweigepflicht, Entscheidungen am Lebensende, Therapiezieländerung, Patientenverfügungen, Entscheidungen am Lebensanfang, Patient-Arzt-Beziehung, Zwangsunterbringung respektive Zwangsbehandlung (in der Psychiatrie), Fragen der sozialen Gerechtigkeit, Fragen der Forschungsethik. Darüber hinaus sind in den einzelnen medizinischen Gebieten zahlreiche spezielle medizinethische Fragen von Bedeutung.

Ethische Konfliktfelder in der Praxis

Zur näheren Veranschaulichung seien einige Beispiele für den Bereich der Psychotherapie genannt: Wie halte ich es mit der Schweigepflicht? Einflussnahme von Dritten auf meine Arbeit? Bin ich ein guter Therapeut? Wie verhalte ich mich bei Missbrauch? Habe ich daran gedacht, meine Therapieplätze nach sozial gerechten Gesichtspunkten zu verteilen? Kann ich einen Therapievertrag moralisch rechtfertigen? Handle ich meinen Patienten gegenüber transparent? Die medizinische beziehungsweise (psycho-)therapeutische Aufklärung wiederum birgt eigene Konfliktfelder: Eigene Werteanschauungen (Ideologien), Begründung der gestellten Indikation, Einsichtnahme in Praxisunterlagen (Patientenakte), Transparenz innerhalb der Therapie, Beschwerdestelle für Patienten, Einwilligung als dynamischer Prozess denkbar? Ebenso schwierig gestaltet sich die Herangehensweise an das Thema Missbrauch: unprofessioneller Umgang mit Nähe respektive Distanz, sexueller Missbrauch versus narzisstischer Missbrauch versus ökonomischer Missbrauch (Ausfallhonorar). Psychotherapeuten sollten daneben auch über ethische Fragen in der Praxis nachdenken. Zu nennen sind hier: berufliche Belastungen von Psychotherapeuten und Prävention dieser Belastungen, ethische Probleme des Umgangs mit schwierig erscheinenden Patienten, Rahmenbedingungen psychotherapeutischer Arbeit unter ethischen Gesichtspunkten, Prävention von Missbrauchstendenzen. Ein klinisches Beispiel kann darüber hinaus noch einmal verdeutlichen, welche klinisch-ethischen Fragen sich in der Praxis stellen: Herr Twin, 70-jähriger Rentner, kommt in deutlich reduziertem Allgemeinzustand in die Notaufnahme. Er hat seit fünf Tagen keinen Stuhl mehr abgesetzt und klagt über krampfartige Bauchschmerzen. Er wird stationär aufgenommen und noch am selben Tag operiert. Die OP gestaltet sich schwierig: Herr Twin hat einen Ileus mit Perforation und Peritonitis. Nach hohem Blutverlust und bei kritischen Vitalparametern wird er auf die chirurgische Intensivstation aufgenommen. Als Komplikation tritt eine Sepsis auf. Knapp eine Woche später ist der Patient noch immer nicht bei Bewusstsein. Seine Tochter – Herr Twin lebt seit dem Tod seiner Frau allein – will ihren Vater nicht länger leiden sehen. Sie fragt den behandelnden Arzt: „Mein Vater hätte so nie leben wollen. Können Sie ihm nicht helfen, dass er in Würde stirbt?" – Wie würden Sie mit dem Wunsch der Tochter umgehen? Ist es primäre ärztliche Aufgabe, Gesundheit um jeden Preis zu erhalten? Welche Bedingungen sind an eine Therapiebegrenzung (passive Sterbehilfe, zum Beispiel Einstellen überlebensnotwendiger parenteraler Ernährung) zu stellen? Kann bei Herrn Twin schon über Therapiebegrenzung gesprochen werden?

Prinzipienorientierte Ethik – Beauchamp und Childress

Setzt man sich mit den hier angesprochenen Fragen, welche nicht zuletzt ethische Konflikte berühren, auseinander, erscheint es schwierig beim Abwägen der Möglichkeiten zu einer „richtigen" Entscheidung zu gelangen. Die Verwendung allgemeiner Moraltheorien, wie etwa der Ethik Kants, für den Prozess der Entscheidungsfindung hat sich dabei in der Praxis als problematisch und unzureichend erwiesen. Für die Bearbeitung konkreter ethischer Probleme erwies sich ein anderer Ansatz als erfolgreicher: der so genannte *kohärentistische Prinzipien-Ansatz* von Beauchamp und Childress. Anstelle eines theoretischen ethischen Prinzips, wie etwa der Vernunft, aus dem sich Schlussfolgerungen ableiten lassen, geht dieser Ansatz von allgemein gültigen ethischen Grundeinsichten aus, die der Wahrung der Menschenwürde dienen sollen. Dabei handelt es sich um vier so genannte Prinzipien mittlerer Reichweite: *autonomy* (Was will der Patient?), *beneficence* (Wie handle ich gut?), *non-maleficence* (Wie schade ich nicht?) und *justice* (Wie handle ich gegenüber der Solidargemeinschaft gerecht?). Diese Prinzipien bieten für die Praxis eine Reihe von Vorteilen. Sie sind allgemeinverständlich, setzen keine theoretischen Vorkenntnisse voraus und ermöglichen damit eine transparente und gemeinsame ethische Reflexion und Urteilsbildung. Im Gegensatz zu ethischen Moraltheorien gelten sie als Prinzipien mittlerer Reichweite, weil sie in der Praxis untereinander verhandelbar und gegeneinander abwägbar sind. Für die Praxis einer Klinischen Ethik bilden diese vier Prinzipien das Gerüst (*framework*), um dem Behandlungsteam und den Betroffenen die Prüfung und Diskussion eines konkret am Einzelfall orientierten Entscheidungsprozesses zu ermöglichen. Der gruppendynamische Prozess soll dafür sorgen, dass der jeweilige Kontext, Perspektiven und Handlungsoptionen mit in die Diskussion einbezogen werden sowie ethische Konflikte adäquat erkannt und abgewogen werden. Schließlich wird am Ende – gegebenenfalls durch eine Abstimmung – eine Entscheidungsoption zur Lösung des fokussierten ethischen Konflikts erarbeitet.

Ethikkommission – Forschungsethikkommission

Heute sollte niemand mehr ernsthaft davon überzeugt werden müssen, dass ethische Konflikte in der Medizin allgegenwärtig sind. Um diesen Konflikten angemessen zu begegnen sind professionelle Orte der Auseinandersetzung unabdingbar geworden.

Medizinische Forschungsvorhaben sind ethisch wie rechtlich zu beurteilen. Dazu wurden seit den 1970er Jahren Ethikkommissionen beziehungsweise Forschungsethikkommissionen an allen Landesärztekammern und Medizinischen Fakultäten in Deutschland gesetzlich eingerichtet. Dort übernehmen sie die Beratung der verantwortlich forschenden Mitglieder ihrer Einrichtung. Daneben nimmt eine Ethikkommission Aufgaben wahr, die ihr von Rechts wegen zugewiesen werden: Dies betrifft beispielsweise die Prüfung von Fragen, die im Rahmen des Arzneimittelgesetzes oder des Medizinproduktgesetzes auftreten sowie Fragen bezüglich des Transfusionsgesetzes oder der Strahlenschutz- und

Röntgenverordnung. Die Aufgaben, Zusammensetzung und Arbeitsweise einer Forschungsethikkommission regelt eine Satzung. Die Mitgliederversammlung des Arbeitskreises Medizinischer Ethikkommission (vgl. www.ak-med-ethik-komm.de) hat am 20.11.2004 eine Mustersatzung für öffentlich-rechtliche Ethikkommissionen beschlossen. Hieran können sich lokale Kommissionen orientieren, um eine eigene Satzung zu gestalten. In der Mustersatzung wird ausgeführt, dass die primäre Aufgabe der Ethikkommission darin besteht, Forschungsvorhaben am Menschen und an entnommenem Körpermaterial sowie Vorhaben epidemiologischer Forschung mit personenbezogenen Daten ethisch und rechtlich zu beurteilen. Eine Ethikkommission berät also und gibt eine Stellungnahme ab. Die Verantwortung bleibt damit letztlich beim Forscher. Der Europäische Rat hat eine Ethikkommission als ein unabhängiges Gremium definiert, das sich aus im Gesundheitswesen und in nicht medizinischen Bereichen tätigen Personen zusammensetzt. Als Aufgabe einer Ethikkommission definiert der Europäische Rat, den Schutz der Rechte, der Sicherheit und des Wohlergehens von Personen zu sichern, die an klinischen Studien und klinischer Forschung teilnehmen; entsprechend ist auch für ein Vertrauen der Öffentlichkeit zu sorgen. Um dieser Aufgabe gerecht zu werden, soll eine Ethikkommission zum Forschungsplan, zur Eignung der Forscher und zur Angemessenheit der Einrichtungen Stellung nehmen. Daneben sollen die Methoden, die zur Unterrichtung der Prüfungsteilnehmer und zur Erlangung ihrer Einwilligung nach Aufklärung benutzt werden, und schließlich das dabei verwendete Informationsmaterial kritisch überprüft werden. Für die Zusammensetzung einer Ethikkommission werden bestimmte Empfehlungen gegeben: Es sollte u.a. ein Mitglied Jurist mit Befähigung zum Richteramt sein, es sollten Experten aus den Bereichen Ethik und Statistik deutlich vertreten sein und es sollte eine ausreichende Anzahl klinisch tätiger Ärzte in der Kommission sein. Die Mitglieder einer Ethikkommission sind unabhängig und nicht an Weisungen gebunden. Sie handeln vielmehr entsprechend den geltenden Gesetzen und nach bestem Wissen und Gewissen.

Klinische Ethikberatung

Daneben gibt es die so genannte Klinische Ethikberatung, die sich seit mehr als zehn Jahren mit Fragen der Versorgungsmedizin, also am Menschen praktizierter Medizin, beschäftigt. Den Startschuss in Deutschland gab 1997 eine Empfehlung konfessioneller Krankenhausverbände. Seitdem wird Klinische Ethikberatung zunehmend institutionalisiert. Es handelt sich hierbei um Foren zur Bearbeitung klinisch-ethischer Probleme, die beispielsweise in Form eines Klinischen Ethikkomitees (KEK) institutionalisiert sind. Hierbei werden auf Organisationsebene die Bildung einer Corporate Identity (Organisationspersönlichkeit), die weitere Qualitätsentwicklung (einschließlich möglicher und nötiger Zertifizierung) und schließlich die Personal- und Organisationsentwicklung verfolgt. Auf fallbezogener Ebene geht es bei der Implementierung von Klinischer Ethik letztlich um eine bessere Patientenversorgung, aber auch um eine Unterstützung der Mitarbeiter – und dies ganz im Sinne einer präventiven Ethik (für Patienten und Ärzte sowie alle weiteren Beteiligten gleichermaßen).

Entwicklung ethischer Kompetenzen und klinisch-ethische Fallarbeit

Als übergeordnetes Ziel sollte Klinische Ethikberatung zum Ziel haben, in einer Organisation innerhalb der Gruppe der Akteure für ethische Kompetenz zu sorgen. Durch die Auseinandersetzung mit ethischen Fragen in der klinischen Praxis und durch die Verortung dieser Auseinandersetzung in institutionalisierter Form soll moralisch sensibilisiert werden. Es geht um die Entwicklung eines Verantwortungsgefühls, also um das eigene Beteiligtsein. Die Werte und Einstellungen der an einem Konflikt Beteiligten sind ebenso wie die eigenen wahrzunehmen. Es geht um eine Begründung der eigenen Werte. Dies setzt aber voraus, dass Argumente ausgetauscht, verglichen und bewertet wurden. Argumente sind abzuwägen, um schließlich eigene Entscheidungen umzusetzen und zu rechtfertigen. Um eben solche ethische Kompetenz ging es auch in einem von mir initiierten und begleiteten Projekt. In einem psychiatrischen Versorgungskrankenhaus wurden ethisch relevante Kasuistiken präsentiert und reflektiert. Einmal im Monat über mehrere Jahre hinweg wurde 90 Minuten lang mit allen Beteiligen klinisch-ethische Fallarbeit in einer multidisziplinären Gruppe (Gruppenfallarbeit) vorangebracht. Die Beteiligten tauschten sich sowohl über ihre Erfahrungen in selbst erlebten klinischen Situationen als auch über ihre Auffassungen und Werte diesbezüglich aus. Die Fallarbeit war sowohl retro- als auch prospektiv. Es ging um Klärung der Fakten, Herausarbeiten des medizinethischen Konflikts, Diskussion und Resümee. Die Diskussion orientierte sich an den vier Prinzipien nach Beauchamp und Childress und bekam dadurch eine didaktische Struktur des Fragens. Die Moderation und

Anleitung übernahm ein Medizinethiker. Ziel dieser Gruppenfallbesprechung war es, Optionen für konkretes Handeln zu erarbeiten. Dies mag bei prospektiver Fallarbeit sogleich einleuchten. Was bringt dann aber die Beschäftigung mit Vergangenem? Die retrospektive Fallarbeit erweist sich – ganz im Sinne präventiver Ethik – als besonders wertvoll. Ohne konkreten Handlungsdruck können getroffene Entscheidungen in der Praxis noch einmal hinsichtlich der dabei zentralen Werte diskutiert werden. Dies kann für die qualitative Entwicklung einer Organisation von großer Bedeutung sein. Die Patientenversorgung wird damit optimiert und Leitlinien können entwickelt werden. Bei dieser Gruppenfallarbeit mit psychiatrischem Schwerpunkt waren häufige Themen freiheitsentziehende Maßnahmen, Zwangsbehandlung, Einwilligungsunfähigkeit, Empfängnisverhütung sowie Schwangerschaftsabbruch.

Ziele und Möglichkeiten Klinischer Ethik

Klinische Ethik sollte innerhalb einer Organisation auf drei Ebenen Ziele verfolgen: Zum einen sollte für eine Aus-, Fort- und Weiterbildung sowie Sensibilisierung der Mitarbeiter für medizinethische Fragen gesorgt werden. Zweitens sollte konkrete klinisch-ethische Fallarbeit geleistet werden – und hier sind sehr verschiedene Formen vorstellbar. Drittens ist denkbar, dass Klinische Ethik auch dazu beiträgt, dass Ethikleitlinien erstellt werden. Dabei sollte man nicht müde werden zu erinnern, dass eine Leitlinie einen Rahmen vorgibt und für das eigene Handeln zu interpretieren ist. Keineswegs ist eine Leitlinie als unabänderlicher Algorithmus zu verstehen, von dem nicht abgewichen werden darf – gewissermaßen als ein zwanghaft zu erfüllendes Protokoll, bei dessen Nichterfüllung beziehungsweise Nichtbeachtung Sanktionen zu erwarten wären. Insofern wird auch hier deutlich, warum übergeordnetes Ziel Klinischer Ethik die ethische Sensibilisierung und Entwicklung einer ethischen Kompetenz ist. Letztlich sollte jeder in der Lage sein, zu einer individuellen Entscheidung zu kommen, die er klinisch gut überdacht und ethisch reflektiert allein verantwortet. So erklärt sich auch der Grundsatz, dass Klinische Ethikberatung das Ziel einer Handlungsempfehlung verfolgt. Entscheidung und Verantwortung bleiben beim behandelnden Arzt. Was juristisch auf der Hand liegt und anders gar nicht rechtens ist, deckt sich hier auch mit der ethischen Perspektive.

Umsetzungsmodelle für Klinische Ethik

Wie kann man sich Klinische Ethik nun konkret in institutionalisierter Form vorstellen? Es gibt zahlreiche Formen der Eingliederung (Implementierung) Klinischer Ethikberatung, von denen einige wenige vorgestellt werden sollen. Zuerst ist das Klinische Ethikkomitee (KEK) zu nennen. Es handelt sich hierbei um die bundesweit am meisten verbreitete Form der Institutionalisierung Klinischer Ethikberatung. Es gibt keinen definierten Standard für die Form eines KEK. In der Regel hat das KEK zahlreiche Mitglieder (7-20) aus verschiedenen Disziplinen. Das KEK stellt durch das breite Spektrum der Arbeitsfelder seiner Mitglieder ein Forum mit einer Vielzahl moralischer Perspektiven dar. Die Mitglieder des KEK sind nur ihrem Gewissen verantwortlich. Sie erarbeiten auf Antrag in einem diskursiven Prozess eine Handlungsoption für eine konkrete klinisch-ethische Entscheidungssituation. Die Arbeit des KEK sollte dokumentiert werden. In das KEK kann für eine bestimmte Amtszeit (2–3 Jahre) im Grunde genommen gewählt werden, wer die Aufgabe übernehmen möchte. Einer wird zum Vorsitzenden gewählt. Der Bogen der möglichen Mitglieder reicht hier vom Patientenfürsprecher über den Arzt hin zur Krankenschwester, über den Sozialarbeiter bis zum Krankenhausseelsorger. Das KEK benötigt eine Satzung und eine Geschäftsordnung. Meist treffen sich die Mitglieder zu einem festgelegten Termin einmal monatlich. Durch seine Größe ist das KEK schwerfällig. Zeitnahe Beratung ist meistens nicht möglich, nach ihr wird aber häufig verlangt. Von einem „Expertenmodell" spricht man, wenn die Mitglieder des KEK separat und unter sich beraten. Es wird also ein moralischer Konflikt, welcher sich auf Station zwischen Patient und Arzt sowie anderen Beteiligten ergibt, dem KEK zur Beratung übertragen, im KEK diskutiert und von dort aus wird dem Antragsteller eine Handlungsoption kommuniziert. Beraten sich Mitglieder des KEK mit demjenigen, der die Anfrage gestellt hat, spricht man vom „Delegationsmodell". Der Antragsteller trägt den ethischen Konflikt innerhalb des KEK vor und ist Teil des Diskussionsprozesses (steht also beispielsweise auch für Rückfragen zur Verfügung). Die Handlungsoption wird dem Antragsteller damit unmittelbar zuteil. Unter einem „Prozessmodell" versteht man, dass (alle) Mitglieder des KEK auf Station beraten, wenn es zu einer Ethikfallbesprechung angeleitet von Moderatoren kommt oder wenn ein einzelner Professioneller ein Ethikkonsil durchführt. Im Vordergrund steht hierbei, dass die Handlungsoption prozesshaft erarbeitet wird und alle am Prozess Beteiligten ihr Wissen offenlegen, die anderen also daran gleichermaßen Anteil nehmen lassen (*shared-decision-making*). Denkbar ist auch, dass diese prozesshafte klinische Ethikberatung durch Mitglieder einer Arbeitsgruppe des KEK durchgeführt. Die Arbeitsgruppe „Klinische Ethikberatung" setzt sich aus einigen Mitgliedern zusammen, die sich für konkrete klinisch-ethische Fallarbeit interessieren. Die Mitglieder der Arbeitsgruppe müssen nicht notwendigerweise Mitglieder des KEK sein. Sie sollten dem KEK aber in regelmäßigen Abständen Bericht erstatten und dies weniger, um einer Kontrollfunktion zu genügen, vielmehr um eine Qualitätssicherung der Arbeit zu gewährleisten.

Aufgaben und Grenzen medizinethischer Kompetenz

Durch die Mitglieder einer solchen Arbeitsgruppe können klinisch-ethische Beratungen auf Station zeitnah erfolgen und dabei können auch die am Entscheidungsprozess Beteiligten am Ort rasch einbezogen werden. Das professionell durchgeführte Konsil, zumal wenn es durch einen (hauptamtlichen) Klinischen Ethikberater geschieht, ist von starker Verfügbarkeit, zeitlicher Flexibilität und hoher Kompetenz gekennzeichnet. Neben der Frage der ökonomischen Möglichkeit eines solchen hauptberuflichen Medizinethikers stellt sich auch die nach der Erwünschtheit eines Experten in Gewissensfragen. Hier ist eine eindeutige Identitätsklarung (Moderator mit klärender, analytischer Funktion versus Experte in Gewissensfragen) angebracht, die auch extern zu kommunizieren ist. Häufig geht dies mit einer Erwartungshaltung einher, dass einem dieser Profi die Gewissensentscheidung abnehmen wird. Dies wäre aber ein grundsätzliches Missverständnis dessen, was Klinische Ethik leisten will. Es geht um das Ziel medizinethischer Sensibilisierung und der Entwicklung ethischer Kompetenz. Also – ganz in epikureischer Tradition – um Hilfe zur Selbsthilfe. Schließlich ist der Ethik-Liaisondienst zu nennen, bei dem von einem klinisch sehr Visierten ethische Expertise in die klinische Routine eingebracht wird. Dies kann beispielsweise von einem erfahrenen Oberarzt geschehen, der ethisch sensibel und gleichermaßen klinisch kompetent ist. Die Ethik läuft dann routinemäßig mit und wird immer dann professionell ins Gespräch gebracht, wenn es auch nötig ist. Kritisch anzumerken ist, dass dies dann in der Regel durch jemanden geschieht, dem damit hohe Verantwortung zuteil wird. Zugleich läuft die Institution damit Gefahr, einen ethischen Experten als ihren Gewissensmann zu definieren. Insofern sollte gewährleistet sein, dass hiervon regelmäßige Fort- und Weiterbildungen ausgehen und dass modellhaft ethische Kompetenz vermittelt wird. Es handelt sich beim Ethik-Liaison-dienst um ein niederschwelliges klinisch-ethisches Angebot, das rasch verfügbar ist und wenig Bürokratie bedarf. Der Ethik-Liasondienst wird aber nicht in jedem Fall zur Entwicklung einer breiteren moralischen Kompetenz innerhalb einer Organisation beitragen.

Strukturierung und Ablauf Klinischer Ethikberatung

Wie funktioniert Klinische Ethikberatung? Im Vorfeld der tatsächlichen Klinischen Ethikberatung sind folgende Fragen zu stellen, die innerhalb einer Organisation zu klären und verbindlich – beispielsweise in einer Geschäftsordnung – festzuhalten sind: Wer kann überhaupt einen An-trag auf Ethikberatung stellen? Wer nimmt den Antrag entgegen? Wer entscheidet, ob über den Antrag beraten werden soll? Wer koordiniert die Klinische Ethikberatung? Wer führt die Beratung durch? Wer nimmt an der Beratung teil? Wie wird dokumentiert und wer übernimmt die Dokumentation? Gibt es eine Form der qualitativen Sicherung der Ethik-beratung? Die Ethikberatung selbst sollte dann nach bestimmten Krite-rien strukturiert werden. Es ist sinnvoll, sich hierbei an bereits etablier-ten Strukturmodellen zu orientieren. In einer Eröffnungsrunde ist vor allem die ethische Fragestellung zu definieren und allen Beteiligten das (formale) Procedere zu erläutern. Hieran anschließend sollten Informa-tionen zusammengetragen werden. Alle Beteiligten sind auf den gleichen Kenntnisstand zu bringen. Dabei sind medizinische, pflegerische und andere Fakten unter Würdigung der Sicht aller Beteiligten zu bedenken. In dieser Phase kommt es zu einer wichtigen qualitativen Sicherung des Handelns, da alle Beteiligten auf den gleichen Kenntnisstand gebracht werden. Erst dann kann der Entscheidungskonflikt benannt werden, beispielsweise ob es zu einer Verlegung auf eine Intensivstation kommen oder ob auf eine Reanimation verzichtet werden soll. Schließlich sind ethische Fragen zu formulieren, wobei eng am Entscheidungskonflikt zu bleiben ist. Hierbei können wieder die vier Prinzipien mittlerer Reich-weite von Beauchamp und Childress hilfreich sein. Was will der Patient? Wie handle ich als Arzt gut? Wie schade ich dem Patienten nicht? Wie handle ich sozial gerecht? Diese Fragen sind dann innerhalb der Gruppe der an der Ethikberatung Teilnehmenden zu diskutieren, und zwar nicht generell und allgemein, sondern eng am konkreten Entscheidungskon-flikt bleibend. Abschließend ist das Ergebnis der Diskussion zusammen-zufassen, um eine Handlungsoption formulieren zu können.

Klinische Ethik fallorientiert

An einer Fallgeschichte kann jene eben beschriebene Strukturierung einer Ethikberatung selbstständig eingeübt werden: Frau Fröhlich ist 22 Jahre alt. Ihre Eltern sind bei einem Unfall ums Leben gekommen; sie hat keine Geschwister. Sie befindet sich in einer sozial schwierigen Situation und finanziert sich zurzeit durch Hartz IV. Sie lebt allein in einem unpersönlichen Hochhaus. Seit mehr als vier Monaten hat sie sich völlig zurückgezogen. Seit einigen Tagen quälen sie starke Bauchschmerzen. Seit Monaten hat sie nicht mehr richtig schlafen können. Deshalb begibt sie sich zur Allgemeinärztin Frau Dr. Lieb. Diese stellt bei der jungen Frau eine Schwangerschaft fest. Es vergehen zwei Wochen, bis Frau Fröhlich erzählt, dass sie vor knapp fünf Monaten im Keller des Hochhauses vergewaltigt wurde. In mehreren Gesprächen wird deutlich, dass sie dieses Kind nicht gebären möchte. Sie befindet sich in der 23. Schwangerschaftswoche.

Wie steht es um das Selbstbestimmungsrecht der Schwangeren? Wovon ist dieses Recht abhängig? Steht nicht auch dem Embryo eine Würde und ein Lebensschutz zu? Ist die Schutzwürdigkeit eines Embryos als absolut anzusehen? Oder hängt diese Würdigkeit von im Laufe der Entwicklung erworbenen Eigenschaften ab? Eine Schwangerschaft darf nach der 12. Schwangerschaftswoche nur bei Gefahr für Leben oder beim Vorliegen einer schwerwiegenden Beeinträchtigung abgebrochen werden (medizinische Indikation im Schwangerschaftskonfliktgesetz; vgl. www.gesetze-im-internet.de/beratungsg/BJNR113980992.html). Wie beim Schwangerschaftsabbruch bis zur 12. Woche hat auch hier eine Beratung zu erfolgen und es ist eine dreitägige Bedenkzeit (Latenz) bis zum Abbruch einzuhalten. Lässt die Patientengeschichte von Frau Fröhlich auf eine so genannte „schwerwiegende Beeinträchtigung" durch ihre Schwangerschaft schließen? Liegt bei Frau Fröhlich also eine medizinische Indikation für den Schwangerschaftsabbruch vor?

Weiterführende Literatur

Dörries, Andrea / Neitzke, Gerald / Simon, Alfred / Vollmann, Jochen: Klinische Ethikberatung. Ein Praxisbuch für Krankenhäuser und Einrichtungen der Altenpflege. 2. Auflage, Stuttgart 2010

Hick, Christian (Hg.): Klinische Ethik. Heidelberg 2007

Rauprich, Oliver / Steger, Florian (Hg.): Prinzipienethik in der Biomedizin. Moralphilosophie und medizinische Praxis. Frankfurt/M., New York 2005

Evidenzbasierung für jede Medizin

Patienten verlangen nach komplementärmedizinischen Verfahren, welche in der Regel keine kassenärztlich abzurechnenden Leistungen sind. Hierfür fehlt meist der Wirksamkeitsnachweis. Für solidarge-meinschaftlich zu finanzierende Leistungen gilt die Evidenzbasie-rung als Goldstandard. Ist dieser als Standard für jedes therapeuti-sche Verfahren zu fordern? Für die Praxis ist eine Einteilung in evidenzbasierte Verfahren und solche sinnvoll, die diesen Ansprüchen nicht genügen.

Patienten verlangen nach einer sprechenden Medizin, in der mehr Zeit für den Einzelnen aufgewandt wird. Ärzte, Therapeuten, Apotheker und andere, die sich im Gesundheitsbereich mit Patienten auseinanderzusetzen haben, sollten dafür in Kommunikations- und Beziehungsgestaltung kompetent sein. Dies ist nicht immer der Fall. Umso notwendiger ist, dass dies bereits ins Lehrprogramm der Universitäten aufgenommen wird. Patienten wollen nicht nur, dass ein kuratives Angebot zur Verfügung steht. Vielmehr verlangen sie nach präventiven, salutopädagogischen sowie salutogenetischen Angeboten. Hier setzen komplementärmedizinische Angebote an. Dies steht im Grunde ganz in antiker Tradition, in der Diätetik einen Lebensstil der grundsätzlichen Ausgeglichenheit meinte.

Ganzheitliche und individuelle Medizin

Die Bedürfnisse der Patienten sind auf eine Vielfalt (Pluralität) in der medizinischen Versorgung hin ausgerichtet. Aus einer verantwortungs-bewussten Fürsorgepflicht lässt sich daraus eine individualisierte Medi-zin ableiten. Diese Interpretation von Pluralität in Form einer individu-alisierten Medizin hat die biowissenschaftlich ausgerichtete Medizin erkannt. Sie will dem einzelnen Patienten dadurch möglichst gerecht werden, dass sie eine auf individuelle Eigenschaften des Patienten maß-geschneiderte Therapie entwickelt; jeder erfährt sein individuelles Risi-koprofil. Individualisierte Medizin wird durch Pharmacogenomics-

Studien umzusetzen versucht. Dabei geht es – vereinfacht ausgedrückt – um die Frage, welches Medikament für welchen Patienten aus genetischer Perspektive am besten geeignet ist. Mit Fragen dieser Art beschäftigen sich mittlerweile ganze Max-Planck-Institute. Eine ganz andere Interpretation von Pluralität in der medizinischen Versorgung liegt mit dem breiten komplementärmedizinischen Angebot vor. Anthroposophische Medizin, Homöopathie, Neuraltherapie, Phytotherapie, Traditionelle Chinesische Medizin (TCM) und viele andere mehr werden stark nachgefragt – mehr als 150 Millionen Europäer, ca. 2/3 der Deutschen interessieren sich dafür. In Deutschland belaufen sich die Kosten auf jährlich ca. 9 Milliarden Euro, wovon 5 Milliarden als Selbstzahlerleistungen erbracht werden. Ungefähr 40.000 Ärztinnen und Ärzte bieten in Deutschland Komplementärmedizin an. Für eine tatsächliche Integration im Sinne einer integralen Medizin ist aber (weitere) Wirksamkeitsforschung dringend geboten. Hierdurch erst kann eine Integration in schulmedizinische Angebote sowie eine Aus-, Weiter- und Fortbildung in Komplementärmedizin auf breiter Basis erfolgen. Schließlich wird erst mit dem Erbringen der Wirksamkeit eine Finanzierung in solidargemeinschaftlicher Verpflichtungen möglich, zumindest solange Evidenzbasierung hierfür als Kriterium gilt.

Wirksamkeitsnachweise als Qualitätsmerkmal

Die Notwendigkeit dieser Wirksamkeit gilt für alle medizinischen Versorgungsangebote, unabhängig davon, ob es sich um ein so genanntes komplementärmedizinisches oder schulmedizinisches Angebot handelt. Blickt man auf die Psychotherapie, gilt hier auch, dass für jede psychotherapeutische Methode (kognitive Verhaltenstherapie, tiefenpsychologisch fundierte und auch psychoanalytische Psychotherapie) abhängig von der Indikation ein Wirksamkeitsnachweis zu erbringen ist. Insofern sollte man sich schon wundern, dass noch immer für die psychoanalytische Psychotherapie am meisten Geld ausgegeben wird (75% des Gesamtbudgets der Krankenversicherungen). Denn während die Kognitive Verhaltenstherapie bei der mittelgradigen bis schweren Depression einen Wirksamkeitsnachweis erbracht hat, steht dieser für die psychoanalytische Psychotherapie als Behandlungsmethode aus. Auch für die Phytopharmaka als eine Option innerhalb der pluralen medizinischen Versorgung gilt die Maßgabe des Wirksamkeitsnachweises. Dass ein solcher auch zu erbringen ist, zeigt das Beispiel des Johanniskrauts, bei dessen

Wirkstoff Hypericin es sich um eine chemische Verbindung mit Wirkungs- und Nebenwirkungsprofil handelt. Das Hypericin beziehungsweise Hyperforin wirkt auf verschiedene Neurotransmitter (Serotonin, Noradrenalin, u.a.). Für das Johanniskraut ist also ein Wirksamkeitsnachweis erbracht worden, so dass es bei leichter beziehungsweise mittelschwerer Depression empfohlen werden kann. In einer Dosierung von 900 mg ist es mittlerweile als Medikament auf dem Markt und kann als kassenärztliche Leistung auch verordnet werden. Es sollte aber zugleich auf die zahlreichen Nebenwirkungen solcher „sanfter Medizin" geachtet werden. Beim Johanniskraut bestehen beispielsweise starke Interaktionen mit anderen Medikamenten wie antiretroviralen Medikamenten in der HIV-Therapie, Chemotherapeutika oder Kontrazeptiva; auch auf die Phototoxizität ist zu achten. Ganz allgemein sollte gerade beim Einsatz „sanfter Medizin" darauf geachtet werden, dass bei unzureichender Pharmakotherapie die Gefahr der Chronifizierung besteht.

Wirksamkeitsnachweise als Kriterium für die Ressourcenverteilung

Was sind nun aber Kriterien dafür, dass eine medizinische Versorgungsleistung solidargemeinschaftlich finanziert wird? Hier hat die Evidenzbasierung größte Bedeutung erlangt. Gelten diese Kriterien dann auch für die Komplementärmedizin, will diese denn eine solidargemeinschaftlich finanzierte Leistung sein? Kritiker mögen an dieser Stelle einwenden: Fragt sich nur, wie lange noch. Es stellt sich also die Frage, ob es wirklich keine andere Möglichkeit der Begründung für die solidargemeinschaftliche Kostenübernahme gibt. Hier lohnt ein Blick in die Schweiz, in der sich das Volk als Souverän mit dieser Frage beschäftigt hat. Am 15.5.2009 hat in einer eidgenössischen Abstimmung der neue Verfassungsartikel „Zukunft mit Komplementärmedizin" eine klare Zustimmung erhalten. Damit sind die fünf wichtigsten komplementärmedizinischen Verfahren Teil der Grundversicherung und müssen künftig obligat vergütet werden. Ein Volksentscheid hat also ohne Wirksamkeitsnachweisforderung – geschweige denn dessen Erbringung – und ohne Berücksichtigung von Zweckmäßigkeit und Wirtschaftlichkeit (Nutzen, Risiko, Kosten) die obligate Vergütung durch die Grundversicherung bestimmt. Dabei gilt es zu bedenken, dass es sich immerhin um die Abstimmung über einen Verfassungsartikel handelt. Man könnte geneigt sein, diesen plebiszitären Entscheid als Ausdruck existenzieller Selbstbestimmung zu werten. Auf die

Frage der Angemessenheit lässt sich antworten, dass man hieran eben erkennen kann, welchen Stellenwert ein Heilsystem innerhalb einer Gesellschaft hat. Offensichtlich scheinen die Schweizer Bürger einen Verfassungsartikel als angemessen für die Regelung der Kostenübernahme für komplementärmedizinische Leistungen anzusehen. Dieser Akt der Selbstbestimmung ist umso erstaunlicher, da es im Vorfeld der Abstimmung reichlich Diskussion gab und klare politische Positionen vertreten wurden. An 16 der vorgelegten 20 Studien wurde insofern Kritik geübt, als diese nicht den wissenschaftlichen Standards entsprächen. Es wurden Wirksamkeitsnachweise für einzelne Verfahren und umschriebene Indikationen gefordert. Der zum damaligen Zeitpunkt amtierende Gesundheitsminister Couchepin äußerte sich noch wenige Wochen vor der Abstimmung klar und deutlich. Er werde ohne stichfeste Beweise für die Wirksamkeit der einzelnen Methoden die Komplementärmedizin nicht in die Grundversicherung aufnehmen. Es bedürfe hierzu einer Änderung des Gesetzes durch das Parlament. Kurz nach der Abstimmung ist er dann folgerichtig auch von seinem Amt zurückgetreten. Denn bei aller Sympathie, die man vielleicht für solchen Ausdruck existenzieller Selbstbestimmung haben mag, bleibt die Frage der Finanzierbarkeit – und dies umso mehr in einem solidargemeinschaftlich verpflichteten Versorgungssystem.

Das Stufenmodell der evidenzbasierten Medizin

Ärzte unterliegen einer Sorgfaltspflicht. Sie sollen nach bestem Wissen (fachärztlicher Standard) und Gewissen handeln. Gleichzeitig unterliegen Ärzte – und dies ist ein wesentliches Merkmal ärztlicher Professionalität – der Therapiefreiheit. Wer oder was legt eine Therapie aber als die beste Therapie fest? Ist es die ärztliche Expertise oder die Patientenperspektive? Oder ist es *best evidence* im Sinne einer evidenzbasierten Medizin? Hier werden empirische Informationen einem Qualitätscheck unterzogen, durch welche eine höhere Klasse der Evidenz bestimmt wird. 1997 erklärte David Sackett in der *Münchener Medizinischen Wochenschrift:* Randomisierte, kontrollierte klinische Studien und besonders systematische Übersichten dieser Studien würden mit höherer Wahrscheinlichkeit korrekt informieren und falsche Schlussfolgerungen seien weniger wahrscheinlich. Deshalb seien diese, so Sackett, zum Goldstandard für die Beantwortung der Fragen geworden, ob Therapiemaßnahmen mehr nützen als schaden. Dementsprechend schlägt Sackett eine Evidenzhierarchie vor: Die höchste Stufe 1 wird erreicht, wenn wenigstens ein systematischer Review auf der Basis methodisch hochwertiger randomisierter kontrollierter Studien (RCT) vorliegt. Stufe 2 ist anzuerkennen, wenn wenigstens eine ausreichend große, methodisch hochwertige Studie vorhanden ist. Stufe 3 ist erlangt, wenn methodisch hochwertige Studien ohne Randomisierung durchgeführt wurden beziehungsweise nicht prospektive Studien (Kohorten oder Fall-Kontroll-Studien). Stufe 4 ist erreicht, wenn mehr als eine methodisch hochwertige nichtexperimentelle Studie vorliegt. Stufe 5 – und damit die niedrigste Stufe in der Evidenzhierarchie – liegt vor, wenn nur Meinungen und Überzeugungen von Autoritäten und Expertenkommissionen bestehen respektive beschriebene Studien.

Was hat es auf sich mit der evidenzbasierten Medizin?

Evidenzbasierte Medizin beurteilt also die Sicherheit vorhandenen Wissens (empirische Informationen). Dabei wird meist die Dichotomie von empirischer Information per se und empirischer Information, die als höherwertige Evidenz eingestuft wird, kritisiert. Des Weiteren wird in diesem Zusammenhang meist kritisch angeführt, dass es durch Studien erwiesenen Nutzen gebe, der aber (dennoch) nicht die Kriterien der evidenzbasierten Medizin erfülle, wie dies beispielsweise bei nichtmedikamentöser Therapie ohne randomisierte klinische Studie (RCT) der Fall ist. Seit 2004 hat nach § 139 Sozialgesetzbuch (SGB) Kapitel V für die öffentliche Gesundheitsversorgung das Institut für Qualität und Wirtschaftlichkeit im Gesundheitswesen (IQWIG) im Auftrag des Gemeinsamen Bundesausschusses (G-BA) medizinische Maßnahmen zu bewerten und Antworten auf Bevölkerungsebene mit angemessener Ergebnissicherheit zu finden. Dabei sind nicht zuletzt wirtschaftspolitische Interessen von Bedeutung, wenn es um Fragen der Leistungsbegrenzung (Rationierung) beziehungsweise der gerechten Umverteilung von Finanzmitteln (Reallokation) geht. Für ein therapeutisches Verfahren sollte in diesem Zusammenhang nachgewiesen sein, dass es sich um eine medizinisch nützliche Maßnahme mit positivem Effekt auf Lebensqualität und Lebenserwartung handelt. So werden in Anbetracht knapper Ressourcen, die im Rahmen solidargemeinschaftlich finanzierter Gesundheitsmaßnahmen zur Verfügung stehen, klare Grenzen zur Wohlfühlmedizin und damit zum zweiten Gesundheitsmarkt gezogen (Individuelle Gesundheitsleistungen, IGeL). Zugleich kann das IQWIG mit seiner Arbeit darauf aufmerksam machen, ob die verfügbare wissenschaftliche Basis ausreichend für gesundheitspolitische Entscheidungen ist. Es kann also dabei wichtige politische Hinweise geben, wo Studien-förderung nötig ist. Dies könnte gerade für die Komplementärmedizin von größter Bedeutung sein.

Wirksamkeitsnachweise und Komplementärmedizin

Welche Maßstäbe sind nun an komplementärmedizinische Angebote an-zusetzen? Nach Maßstäben der Biomedizin, also naturwissenschaftlicher Medizin, handelt es sich bei der Komplementärmedizin in der Regel um irrationale Heilsysteme. Zum Beispiel wird man bei der Homöopathie oder der Traditionellen Chinesischen Medizin (TCM) nicht umhin kom-men, diese bei einer historischen Analyse als auf irrationalen Annahmen, Glaubenssätzen und einem vorwissenschaftlichen Bezugsrahmen basie-rend zu charakterisieren. So wurde jüngst durch das „Deutsche Institut für Traditionelle Chinesische Medizin" (DITCM) die wissenschaftliche Fundierung der heute im Westen gültigen und praktizierten TCM in Fra-ge gestellt. Demnach beruhen wesentliche Lehrinhalte der Akupunktur auf Erfindungen des Franzosen George Soulié de Morant (1878–1955), der die Akupunktur in Europa einführte. Die Ergebnisse der historischen Forschung an Morants Veröffentlichungen zeigen auf, dass Morant in China weder Akupunktur lernte noch praktizierte und die chinesischen Konzepte hinter der Akupunktur nicht kannte oder missverstand. So ver-einfachte er zentrale Begriffe wie den des *Qi*, das im Chinesischen viele verschiedene Bedeutungen hat, grob zu „Energie" und prägte neue wie „Meridian" und „Leitbahnumlauf". Jedoch stützte Morant die Darstellung seiner Akupunkturlehre auf eingängige Erklärungsmodelle sowie auf ef-fektvolle Fallberichte, weshalb seine vermeintlichen Erkenntnisse letztlich unhinterfragt übernommen wurden. Auf ihnen beruhen bis heute die Lehrinhalte der in Deutschland praktizierten Akupunktur, bis hin zum „Musterkursbuch Akupunktur" der Bundesärztekammer. Auf Morant geht auch die Bewertung der Akupunktur als „dem wichtigsten Zweig der chinesischen Medizin" zurück, was keineswegs zutreffend ist; dies war stets die Heilmittellehre. In den Ausbildungskursen in TCM steht Aku-punktur heute jedoch im Vordergrund. In ihrem Herkunftsland China genießt die im Westen anerkannte Traditionelle Chinesische Medizin ein hohes Ansehen, wenngleich sie dabei nicht in gleichem Maß als „traditi-onell" verstanden wird: EKG, Röntgen, Blutbild gibt es in chinesischen Krankenhäusern auch für Patienten der TCM. Zeitgenössische Stimmen in China, die für eine Vernetzung traditioneller Empirie und moderner

Erkenntnisse plädieren, sind mittlerweile seltener geworden. Stattdessen sind – aus wissenschaftlicher Sicht – obsolete Inhalte wie „Leitbahnsehnen" weiterhin in den Lehrbüchern vertreten. Die Einführung der Zusatzbezeichnung „Akupunktur" im Jahr 2003 ist in diesem Zusammenhang durchaus kritisch zu beurteilen, da damit spekulative und nicht rational wissenschaftliche Inhalte als Lehrmeinung verfestigt wurden.

Kritische Würdigung der Komplementärmedizin

Solch einer wissenschaftlich kritischen Aussage steht aber eine starke Nachfrage gegenüber. Denn die Bedürfnisse der Patienten werden hier durch plurale Erklärungssysteme befriedigt. Der Patient wählt seine eigene Deutungsentscheidung. Er erhält Zuwendung und bekommt Zeit. Man sollte die Tatsache angemessen würdigen, dass solche Heilsysteme in der Praxis auch heute stark nachgefragt werden und durchaus erfolgreich sind. Wie kann nun aber der Nutzen beziehungsweise die Effektivität solcher therapeutischer Verfahren nachgewiesen werden? Hier wird von Seiten der Komplementärmedizin – beispielsweise von der AG Komplementärmedizin bei der Hufelandgesellschaft – rasch Kritik an Leitlinien, evidenzbasierten Studien sowie Reviews (finanzielle Abhängigkeit) für Leistungsinhalte der Gebührenordnung für Ärzte (GOÄ) laut. Man bezieht sich auf das so genannte Nikolausurteil, in welchem das Bundesverfassungsgericht (BVerfG 347/98) am 6.12.2005 in einer Einzelfallprüfung bei einem Patienten in terminaler Lebensphase eine „nicht ganz fernliegende Aussicht auf Heilung oder wenigstens auf eine spürbar positive Entwicklung auf den Krankheitsverlauf" als für die Kostenübernahme ausreichend angesehen hat. Von dieser Einzelfallentscheidung grundlegende Forderungen nach Kostenübernahme für Komplementärmedizin abzuleiten, überspannt den Bogen doch zu weit; auch die Tatsache, dass dieses Urteil von höchster deutscher Instanz gesprochen wurde, kann nichts daran ändern. In eben diesem Sinn wird aber auch für die Empirie ärztlichen Handelns, die Einzelbeobachtung sowie die individuellen Erfahrungen geworben. Schließlich wird so genannte Redaktionismuskritik laut, es handle sich bei komplementärmedizinischen Ansätzen um komplexe Verfahren, die nicht reduzierbar seien. Sind diese Argumente überzeugend? Reicht solche – letztlich anekdotische (Evidenzhierarchie Stufe V) – Erfahrung als Argument aus, um hiervon eine Leistung der öffentlichen Gesundheitsversorgung abzuleiten? Konkret gefragt: Ist dies der Solidargemeinschaft zumutbar? Hier dürften doch

Zweifel laut werden. Um Anerkennung im medizinischen System zu erhalten, um Kostenleistungen der Solidargemeinschaft zuzumuten, sind qualitativ hochwertige Studien vonnöten, in denen Wirksamkeit, Zweckmäßigkeit und Wirtschaftlichkeit auf dem Prüfstand stehen. Es sollte in klinischen Studien (bester Standard: RCT) der Nachweis für eng umschriebene Anwendungen einzelner Verfahren erbracht werden, wie dies für ausgewählte komplementärmedizinische Angebote auch schon gelungen ist. Zudem wäre meines Erachtens auch mehr über die Effektivität komplementärmedizinischer Angebote im Sinne sprechender Medizin nachzudenken, das heißt Wirksamkeit über die Parameter „Zuwendung" und „Zeit" nachzuweisen. Dies mag den ideellen Vorstellungen mancher komplementärmedizinischer Anhänger widerstreben, wäre aber im Sinne des für komplementärmedizinische Verfahren zu erbringenden Wirksamkeitsnachweise und damit für den Weg hin zu einer integralen Medizin sinnvoll.

Weiterführende Literatur

Michl, Susanne / Potthast, Thomas / Wiesing, Urban (Hg.): Pluralität in der Medizin. Werte – Methoden – Theorien. Freiburg, München 2008
Uexküll, Thure von / Wesiak, Wolfgang: Theorie der Humanmedizin. Grundlagen ärztlichen Denkens und Handelns. München, Wien, Baltimore 1988

Patienten, Ärzte und deren Beziehung – Patientenwille

Patienten waren in der Geschichte immer wieder von äußeren Faktoren abhängig. Von der Antike bis zur Gegenwart machte die Rolle und das Selbstverständnis von Patienten – wie auch Ärzten – einen inhaltlichen Wandel durch: von der Abhängigkeit von göttlichen Mächten über wirtschaftliche und gesellschaftliche (auch politische) Interessen bis hin zu Maschinen wie Insulinpumpe oder Beatmungsgerät. Daneben nimmt die Vielfalt von Werteüberzeugungen in unseren modernen Gesellschaften zu. Um all diesem in angemessener Form Rechnung zu tragen, sollte man sich bei aller positiven und inhaltlich wertvollen Entwicklung immer wieder vergewissern, inwiefern es in der Praxis der Patient-Arzt-Beziehung zu einem Miteinander kommt. Ärzte sind in ihrer beruflichen Tätigkeit der Beachtung von Wünschen und Wertvorstellungen und damit der Wahrung der Selbstbestimmung ihrer Patienten verpflichtet. Bei der Verwirklichung dieser Verpflichtung sind Information und Aufklärung sowie die Zustimmung auf Patientenseite von zentraler Bedeutung (informed consent). Kann ein Patient seinen Willen nicht mehr selbst äußern, so gehört es zu den Aufgaben des Arztes, den mutmaßlichen Willen zu bestimmten. Durch eine Patientenverfügung kann für einen solchen Fall Vorsorge getroffen werden, um ärztliches Handeln im Sinne des Patienten weiter zu ermöglichen. Mit dem Inkrafttreten des so genannten Patientenverfügungsgesetzes am 1. September 2009 ist der rechtliche Status und die Reichweite von Patientenverfügungen geregelt worden. Allerdings bleibt zu fragen, inwieweit Regulierungen dem Einzelnen – und damit dem Vertrauensverhältnis zwischen Arzt und Patient – gerecht werden.

Patienten und Angehörige im Wandel der Zeit

Rolle und Selbstverständnis von Patienten und Angehörigen in Auseinandersetzung mit Ärzten unterliegen einem Wandel der Zeit. Betrachtet man die Rolle von Kranken, liegt es zunächst nahe, die Hypothese aufzustellen, dass Patienten primär Dulder sind. Inwiefern sich allerdings longitudinal ein historischer Wandel vom Dulder zum Kämpfer beschreiben lässt, ist kritisch zu prüfen. Der Patient ist im Grunde doch zu jedem Zeitpunkt Kämpfer, und zwar gegen seine Krankheit und für seine Gesundheit – und dies im besten Fall im Verbund und einvernehmlich mit dem Arzt; generell mit allen, die den Patienten betreuen und bei seiner Genesung unterstützen. Bei solch kämpferischer Auseinandersetzung gilt es aber auch immer wieder vieles wegzustecken und zu erdulden. Der Begriff *Patient* leitet sich vom lateinischen *pati*: ertragen, erdulden ab. Insofern wird der Patient als Subjekt in einem passiven Zustand beschrieben, dem eine ebenso passive Rolle zugewiesen wird. Er hat die ärztliche Verordnung zu ertragen. Ist der Patient also doch ein Dulder? Blickt man in die Geschichte zurück, ist die Abhängigkeit des Patienten von einem Dritten, sei es der Arzt, sei es eine andere ihn betreuende Person, klar belegt.

Arzt und Patient in der Antike – Abhängigkeit von den Göttern

Zunächst ist an die Abhängigkeit von göttlichen (numinosen) Mächten zu erinnern, an die noch heute manche Patienten – nicht zuletzt in finalen klinischen Situationen – glauben. Der Glaube an eine Abhängigkeit von den Göttern war schon in der Antike weit verbreitet. Man glaubte, dass Krankheiten von den Göttern geschickt wurden. So sendet beispielsweise der Gott Apoll in Homers *Ilias* eine Seuche in das griechische Heerlager und nimmt diese – durch Sühneopfer versöhnt – auch wieder weg. Noch im *Corpus Hippocraticum*, einer Schriftengruppe des fünften und vierten Jahrhunderts v. Chr., wird die „Heilige Krankheit" (*morbus sacer*, häufig als Epilepsie gedeutet) ätiologisch auf „Gottlosigkeit" (gr. *asebeia*) zurückgeführt. Und dies, obwohl die Grundtendenz des *Corpus Hippocraticum* – im Übrigen zum ersten Mal in der Geschichte der Medizin – die natürliche Erklärung für Krankheitsentitäten ist. Auch im Hippokratischen Eid aus dem 4. Jahrhundert v. Chr. werden die Götter zu Zeugen angerufen:

> **Zitat**
>
> *Ich schwöre bei Apollon, dem Arzt, und Asklepios und Hygieia und Panakeia und allen Göttern und Göttinnen als Zeugen, dass ich nach meinem besten Vermögen und Urteil diesen Eid und diese Verpflichtung erfüllen werde.*

Der Glaube an göttliche (numinose) Mächte und menschlicher Abhängigkeit findet sich seit der Antike auch in den Berichten über Wunderärzte und -heilungen. Im 4. Jahrhundert v. Chr. ist in der aristophanischen Komödie *Plutos* beschrieben, wie Plutos durch den griechisch-römischen Heilgott Asklepios geheilt wird, und zwar indem Schlangen die Wimpern des Blinden ablecken. Beschreibungen von solchen Wunderheilungen finden wir auch zahlreich im Alten und Neuen Testament, in Erzählungen über die Kirchenheiligen und in vielen Legenden. Aber sogar in unserer Zeit spart die Presse nicht mit Sensationsberichten, die einen an vormoderne Weltbilder erinnern. In der Antike entstanden aus dem Glauben an derartige Wunder so genannte Heilkulte. Der größte und in der Antike am meisten verbreitete Heilkult war der Asklepioskult. Für die Heiligtümer des Asklepios, der bei den Römern Aesculapius genannt wurde, sind zahlreiche Wunderheilungen belegt. So kann man beispielsweise im 2. Jahrhundert n. Chr. bei Aristides, einem großen Fan des Asklepios, lesen:

> **Zitat**
>
> *Wir rufen ihn zur Hilfe, auch zu diesem Unternehmen, wie zu allen anderen. Gewiss darf ja auch zu allem gerufen werden, so wie irgendeiner von den Göttern.*

Ebenfalls aus dem 2. Jahrhundert n. Chr. stammt eine Inschrift im Asklepiosheiligtum in Epidauros von einem gewissen M. Iulius Apellas, der von Asklepios von seinem Leid (Verdauungsstörungen) befreit wurde: „Ich (…) aus Mylasa in Karien, wurde vom Gott hergeholt, weil ich oft krank wurde und an Verdauungsstörungen litt." Gleiches gilt für den Patienten des Asklepios namens P. Aelius Theon, der im 2. Jahrhundert n. Chr. im Asklepios-Heiligtum in Pergamon kurte: „(…) und von einer Zwiebel die Hälfte auf Geheiß des Gottes aß." Betrachtet man diese Zeitzeugnisse, kann man also durchaus sagen, dass antike Patienten von den Göttern abhängig waren. Für die Ärzte dieser Zeit gilt im Grunde das genaue Gegenteil. In der Antike waren Ärzte meist so genannte Wanderärzte und dadurch sehr auf einen guten Ruf angewiesen. Begingen sie einen Kunstfehler oder schätzten sie nur die Prognose falsch ein, gerieten sie schnell in schlechten Ruf. Dann mussten sie weiterziehen und ihr Glück in einer anderen Stadt suchen. Zu dieser Abhängigkeit der Ärzte von ihrem Ruf konnten Patienten und Angehörige deutlich beitragen.

Der Wandel der Rollen von Arzt und Patient

Im Verlauf der Medizingeschichte löst sich die Abhängigkeit von den Göttern auch nicht mit dem Christentum. Anfangs bleibt sogar noch die Verehrung heidnischer Gottheiten wie zum Beispiel der Asklepioskult erhalten. Im Christentum selbst verschiebt sich diese Verehrung schließlich auf einen *Christus Medicus* und das Wirken der Heiligen. Entscheidend neu für das Patient-Arzt-Verhältnis war der neutestamentliche Gedanke der Nächstenliebe (Caritas). Pflicht und Sorge für den Kranken wurden damit zu den zentralen Aufgaben im Umgang mit Patienten. Im Mittelalter war die Versorgung der Kranken im Kreis ihrer Familie oder im Kloster die Regel. Es waren die Klöster, die das aus der Antike überlieferte medizinische Wissen bewahrten. Hier wurden Schriften des Hippokrates und Galen sowie das Kräuterbuch des Dioskurides ins Lateinische übersetzt. Ab dem 4. Jahrhundert entwickelten sich die ersten christlichen Hospitäler. Die Sorge um den kranken Mitbruder fand Eingang in die Ordensregeln. Das Vorhandensein eines Krankenpflegeraums oder auch eines Kräutergartens wurde zum Bestandteil der Klöster. Neben der Versorgung von Kranken dienten Hospitäler auch der Altenpflege und der Armenfürsorge als Werk der Barmherzigkeit. Im 12. Jahrhundert wurde Medizin zu einer theoretischen Disziplin, die an Universitäten gelehrt wurde; rationale Durchdringung und Systematisierung von Befunden und Krankheiten entwickelten sich.

In der Renaissance kam es im Zuge umwälzender Entdeckungen auch zu einem Umbruch in der Medizin und Naturforschung. Die auf Theologie basierende Medizin begann an Bedeutung zu verlieren. Die eigenständige Naturbetrachtung (Autopsie) wurde zum zentralen Gedanken. Im frühen 16. Jahrhundert löste sich die Anatomie von ihren Traditionen. Einen großen Entwicklungsschub gab es auf dem Gebiet der beschreibenden Anatomie durch die Durchführung von Sektionen. Andreas Vesals (1514–1564) *De Humanis Corporis Fabrica* markiert in diesem Zusammenhang einen Meilenstein, da in diesem weitgehend korrekt die Lage der Organe im Bauch, die Struktur des Gehirns, die Innervation der Muskeln und der Verlauf der Blutgefäße beschrieben wurde. Der menschliche Organismus wurde zusehends als Maschine verstanden.

In der Aufklärung ist schließlich eine Befreiung von der Abhängigkeit gegenüber göttlichen (numinosen) Mächten zu konstatieren: Die Beobachtung sowie das Experiment wurden als Grundlagen der Forschung erkannt. Hierdurch wurde im 18. Jahrhundert Theorie und Methode des Versuchs entschieden vorangebracht.

Mit der naturwissenschaftlichen Medizin erwuchs dann ein Vertrauen in den wissenschaftlichen Erfolg gegen Krankheit. So lassen sich regelrechte Siegeszüge der Hygiene, Mikrobiologie, Virologie, der Onkologie und nicht zuletzt der Pharmakologie (auch der Psychopharmakologie) beschreiben. Das Verhältnis zwischen Arzt und Patient wandelt sich hierbei entscheidend. An die Stelle ärztlichen Einfühlungsvermögens und die Bewertung der medizinischen Kunstfertigkeit (*iatrike techne*) durch den Patienten treten nun das Verstehen von Krankheitsprozessen und Kontrolle von Patient und Krankheit durch Messwerte, Pharmaka und Maschinen. Gleichzeitig wird der Patient auch aus seiner früheren Passivität herausgeholt. Er soll nun eine aktivere Rolle wahrnehmen, auch im Hinblick auf seine Therapie. Hierin liegt die Grundlage aller Präventionsangebote. Trotz dieser positiven Entwicklungen fand zugleich aber noch keine Diskussion um die Rechte der Patienten statt. Die Frage ist daher, ob der Patient mit der Befreiung von numinosen Mächten nicht auch in neue Abhängigkeiten tritt. Man denke nur an Ansprüche von Ökonomie und Recht.

Patientenrechte im 19. Jahrhundert

Lange Zeit wurde für das Experiment der Tierversuch gewählt. Es kam aber bald die Frage der Übertragbarkeit auf den Menschen auf und es wurden die ersten Versuche am Menschen durchgeführt. Betrachtet man das Patientenverhalten in der Vormoderne, so lässt sich – zumindest wenn man es vereinfacht im Längsschnitt betrachtet – bis in die zweite Hälfte des 19. Jahrhunderts kein Hinweis auf die Einwilligung des Patienten oder einer Versuchsperson finden. Oberste Maxime tugendhaften ärztlichen Handelns war in dieser Zeit, dass der Arzt selbst über das Wohl des Patienten entschied. Er orientierte sich dabei daran Schaden abzuwenden. Es kam nicht zur Aufklärung. Patienten oder Angehörige wurden nicht in die Entscheidung einbezogen. Der Arzt war es, der dieses Wohl definierte. Der Arzt achtete nicht das Selbstbestimmungsrecht des Patienten. Ein bekanntes literarisches Zeugnis hierfür ist Georg Büchners *Woyzeck* (1879): Der mittellose Soldat Woyzeck stellt sich einem Doktor als Versuchsperson zur Verfügung. Die Versuchsperson wird ohne jegliche emotionalen Aspekte auf ihre physiologischen Prozesse reduziert, die der Doktor als Größen quantifiziert. Dabei wird der skrupellose und menschenverachtende Umgang mit einer Versuchsperson kritisiert und der Menschenversuch als Nötigung der Natur charakterisiert. Die Notwendigkeit, den Patienten wahrheitsgemäß zu informieren und die Einwilligung des Patienten als Voraussetzung ärztlichen Handelns anzusehen, wurde erst in der zweiten Hälfte des 19. Jahrhunderts erkannt.

Experimente am Menschen und die Entwicklung der Patientenrechte

Ein Meilenstein in der Geschichte der Patientenrechte ist für das Jahr 1890 zu beschreiben, zu einer Zeit als vermehrt über die Durchführung von Experimenten am Menschen diskutiert wurde. Damals wurde die Stärkung des Persönlichkeitsrechts des einzelnen Patienten im Zusammenhang mit der öffentlichen Diskussion um klinische Experimente laut. 1890 stellte Robert Koch auf dem 10. Internationalen Medizinischen Kongress das „Tuberkulin" (abgetötete Erreger) als Heilmittel gegen Tuberkulose vor. Er berichtete hier von seinen Experimenten an Strafgefangenen. Koch rief mit seinem Vorgehen starke Kritik hervor, zumal er keinen klinischen Erfolg beschreiben konnte. Als Reaktion auf die öffentliche Entrüstung erließ daraufhin das preußische Innenministerium 1891 den *Circular an die Königlichen Regierungs-Präsidenten, in deren Bezirken sich Strafanstalten befinden, sowie an den Königlichen Polizei-Präsidenten zu Berlin, (...) betreffend die Behandlung von Strafanstalts-Gefangenen nach der Professor Koch'schen Methode.* Damit wurde zum einen der Gebrauch von Tuberkulin in Gefängnissen geregelt. Zum anderen wurde aber auch eine Verwendung des Tuberkulins gegen den Willen des Patienten untersagt. Gerade weil die betreffenden Patienten zwangsuntergebracht waren, wurde auf ihren freien Willen und ihre freie Entscheidung großer Wert gelegt. Zum ersten Mal ist damit in einem öffentlichen Dokument vom Patientenwillen die Rede. Das *Circular* von 1891 ist ein Meilenstein der Patientenrechte. Der Wille des Patienten – zumal im Zusammenhang mit Humanexperimenten – wird danach zunehmend bedeutender. Zu einer größeren öffentlichen Auseinandersetzung führten Experimente, die Albert Neisser (1855–1916) 1892 durchführte. Die ethische Dimension seiner Syphilis-Versuche wurde erst im Jahr 1896 deutlich, als Neisser eine Arbeit veröffentlichte, in der er darüber berichtete. Neisser hatte Syphilisexperimente an Frauen durchgeführt. Die *Münchener Freie Presse* griff diese Experimente auf und setzte eine Kette in Bewegung, die weitere Zeitungen erfasste: Es kam zur Skandalisierung. Der so genannte „Fall Neisser" erregte so starkes öffentliches Aufsehen, dass er zum Politikum wurde. Dabei ist hervorzuheben, dass es zur selben Zeit eine ganze Reihe ähnlicher Versuche gab, die keineswegs zu solcher Entrüstung führten. Neisser wurde vorgeworfen, er habe seine Versuche ohne Aufklärung und Einwilligung durchgeführt und dabei nicht beachtet, dass einige der eingeschlossenen Probandinnen aufgrund ihrer Minderjährigkeit rechtlich nicht zustimmungsfähig waren. 1894 folgte schließlich ein Reichsgerichtsurteil, in dem explizit auf den Patientenwillen abgehoben wurde. Von Rechts wegen (*de iure*) wurde die Bedeutung des Patientenwillens für die Legitimierung ärztlicher Eingriffe damit anerkannt. Die Wahrung des Patientenwillens wurde so zur grundlegenden rechtlichen Voraussetzung für die Straflosigkeit von Körperverletzungen. Als eine Folge der ethischen Diskussionen und öffentlicher Kritik von Seiten der politischen Presse und des Parlaments über den Missbrauch von Menschen kann dann die vom preußischen Kultusministerium am 29.12.1900 erlassene „Anweisung an die Vorsteher der Kliniken, Polikliniken und sonstigen Krankenanstalten" angesehen werden: Mit sofortiger Wirkung dürfe kein medizinischer Eingriff mehr durchgeführt werden bei (1) Minderjährigen; (2) müsse Zustimmung von Seiten der Versuchsperson vorliegen und dies in unzweideutiger Form; (3) müsse eine sachgemäße Belehrung über die hervorgehenden nachhaltigen Folgen geben. In diesem Dokument wurden somit ethische Regeln für den Umgang mit Probanden bei medizinischen Menschenversuchen, die auf wissenschaftlichen Erkenntnisgewinn und nicht auf individuelle Heilung ausgerichtet sind, formuliert. Hervorzuheben ist, dass künftige wissenschaftliche Experimente nur an erwachsenen Menschen nach vorheriger Aufklärung und Einwilligung vorgenommen werden sollen. Wenngleich diese ethischen Richtlinien zeitgenössisch ob ihrer Lückenhaftigkeit beispielsweise von dem Berliner Neurologen und Sexualwissenschaftler Albert Moll (1862–1939) kritisiert werden, ist diese schriftliche und juristische Niederlegung ethischer Regeln für Forschung am Menschen bemerkenswert und bedeutsam, bedenkt man vor allem, dass sie die inhaltliche Vorlage der 1931 vom Reichsinnenministerium erlassenen Richtlinien darstellen. De facto wurden diese Anweisungen von den Zeitgenossen kaum wahrgenommen.

Patientenrechte und der Patientenwille in der Patient-Arzt-Beziehung

Ein weiterer großer Entwicklungsschritt für die Patienrechte ist infolge der „Impfkatastrophe" von Lübeck im Jahr 1930 zu beschreiben. Hier wurden BCG-Impfexperimente an Neugeborenen ohne Aufklärung und Einwilligung der Eltern durchgeführt. 77 Kinder verstarben, viele weitere kamen zu Schaden. Die Impfkatastrophe von Lübeck war dem damaligen Reichsgesundheitsrat schließlich Anlass genug, detaillierte Richtlinien über Versuche am Menschen zu erarbeiten. Am 28.2.1931 erließ der Reichsminister des Innern „Richtlinien für neuartige Heilbehandlung und für die Vornahme wissenschaftlicher Versuche am Menschen". Folgende Regeln wurden festgelegt: (1) Eine Durchführung der Versuche hat nach den Regeln der Kunst zu erfolgen. (2) Es soll eine Risiko-Nutzen-Analyse durchgeführt werden. (3) Es soll zu einer zweckentsprechenden Belehrung und Zustimmung in unzweideutiger Weise zu kommen, die schriftlich festzuhalten ist. Doch auch diese „Richtlinien" konnten medizinischer Forschung an Kindern während des Nationalsozialismus keinen Einhalt gebieten; sie wurden schlichtweg ignoriert. Es kann gar keine Rede davon sein, dass, obgleich in den „Richtlinien" die Rechte von Patienten und Probanden, auch ihr Selbstbestimmungsrecht, gestärkt wurden, zu dieser Zeit und in diesem Kontext auf Einwilligungsfähigkeit und Nicht-Einwilligungsfähigkeit oder gar auf Eigen- oder Fremdnützigkeit geachtet wurde. Die Erfolgsgeschichte der Patientenrechte findet erst ihre Fortsetzung in Folge des Nürnberger Ärzteprozesses, in dem man versuchte, die während des Nationalsozialismus begangenen Verbrechen gegen die Menschlichkeit aufzuarbeiten. Insbesondere ging es dabei um die ohne Aufklärung und Einwilligung begangenen Humanexperimente. Im Nürnberger Codex von 1947 wurden dann zum ersten Mal in der Geschichte der Medizin systematisch und umfassend Richtlinien zur Sicherstellung der Zulässigkeit von medizinischen Versuchen festgehalten. Darin wurde in vorangestellter Position explizit festgehalten, dass bei klinischer Forschung der Wille des Menschen angemessen zu berücksichtigen ist. Der Codex hatte dann auch Bedeutung für die Deklaration von Helsinki, die im Jahr 1964 vom Weltärztebund verabschiedet wurde. Hier wurden ethische Richtlinien für medizinische Forschung aus Sicht der Ärzteschaft festgehalten. Sie wurde von Ärzten für Ärzte formuliert, ist international gültig und wurde zuletzt 2008 in Seoul in revidierter Fassung verabschiedet. Diese ethischen Richtlinien geben auch heute für die Arbeit von Forschungsethikkommissionen wichtige Orientierung.

Neue Abhängigkeiten und Entindividualisierung der Medizin

Betrachtet man die hier dargestellte Entwicklung seit 1900, so wird klar, dass dem Willen des Patienten zunehmend Beachtung geschenkt wurde.

Dies geschah allerdings immer nur dann, wenn dieser Wille deutlich missachtet worden war. Die vorausgeschickte Frage, ob der Patient mit seiner Befreiung von göttlichen Mächten nicht auch in neue Abhängigkeiten tritt, ist also zu bejahen. Es ist in der Tat zu neuen Abhängigkeiten gekommen. An die Stelle der Götter traten die Menschen mit sehr unterschiedlichen – ökonomischen wie rechtlichen – Interessen und Ansprüchen. Für die Beziehung von Patient, Angehörigen und Arzt ist die Medizingeschichte des Subjekts seit 1900 bedeutend. Die Medizin nimmt in dieser Zeit eine Entwicklung von einer Individualmedizin zu einer Medizin für die Gemeinschaft: Das Krankenhaus entsteht. Patienten werden in den Raum ärztlicher Kompetenz, ärztlicher Spielregeln und Dominanz aufgenommen. Es kommt zu einer Entindividualisierung des Patienten. Der Wert eines Menschen für das Gemeinwohl wird erstmals im medizinischen Diskurs sichtbar. Es werden in diesem Zusammenhang auch ökonomische Überlegungen angestellt (Jost: Recht auf Tod, 1895). 1920 wird die „Vernichtung lebensunwerten Lebens" ernsthaft erwogen (Binding/Hoche, 1920). Der Gedanke von „minderwertigen Menschen" tritt auf den Plan. Es ist dies eine Zeit, in der Medizin durch das politische System instrumentalisiert wird. Ideologische Motivation steht im Vordergrund. Man wollte einen Schaden abwenden, den „der Volkskörper" an den „kranken Gliedern" nehmen würde. Es bleibt aber nicht bei ideologischen Vorstellungen und theoretischen Diskussionen. Vielmehr nimmt die Praxis ihren Lauf und es wird eine Medizin ohne Menschlichkeit praktiziert. Kranke werden ermordet, Zwangssterilisationen werden durchgeführt, Menschen werden für Humanexperimente missbraucht. Gerade für diese Zeit ist die Rolle der Patienten differenziert zu beschreiben. Die Spannungspole bewegen sich dabei zwischen Dulden und Annahme einerseits und Kämpfen, Protest und Widerstand andererseits.

Patient im Nationalsozialismus – Kinder- und Jugendlicheneuthanasie

Seit 1939 wurden im Deutschen Reich Kinder und Jugendliche systematisch in Kinderfachabteilungen getötet. Teilweise wurden diese Kinder auch in Humanexperimente einbezogen, teilweise wurde an den Organen auch post mortem Forschung betrieben. Gesetzliche Grundlage war ein Runderlass des Reichministers des Innern (18.8.1939). Demnach seien erbkranke Kinder von Hebammen und Ärzten an das Gesundheitsamt zu melden. Von dort kam es über den Amtsarzt zur Meldung an den „Reichsausschuss zur wissenschaftlichen Erfassung erb- und anlagebedingter schwerer Leiden". In diesem Ausschuss entschieden Gutachter über das weitere Schicksal der Kinder. Wenn es zur Aufnahme in Kinderfachabteilungen kam, erhielten die Leiter der Abteilung die „Ermächtigung" zur Tötung der Kinder. In zahlreichen Zeugenaussagen sind die Verhältnisse in den Abteilungen eindrucksvoll festgehalten. So berichteten Angehörige des Pflegepersonals, wie sie das Handeln der Ärzte mit ansahen oder miteinbezogen wurden. Es ist auch die Tötung so genannter „asozialer Fürsorgezöglinge" beschrieben, also von Kindern, die keinerlei Erkrankung hatten und nur erzieherisch schwieriger zu führen waren. Dass sich gerade diese Kinder zur Wehr setzten, ist mehr als verständlich. Umso schwerer wiegt dann, dass bei deren Tötung – in der Regel wurden Medikamente wie Luminal oder Morphium Scopolamin eingesetzt – Gewalt angewandt wurde. Es ist auch beschrieben, dass Kinder mit Einverständnis der Eltern in Kinderfachabteilungen aufgenommen wurden. In Briefkorrespondenzen zwischen Klinik und Eltern ist dies dokumentiert. Dabei ist in Einzelfällen auch belegt, dass Eltern die Tötung der Kinder als eine Erlösung ansahen. Damit schlossen sie sich ganz der bestimmenden Ideologie der Zeit an.

Patient im Nationalsozialismus – Zwangssterilisationen

In den Jahren 1934 bis 1945 kam es zu ca. 350 000–400 000 eugenischen Sterilisationen an Menschen mit psychischen Störungen. Gegebenenfalls wurden diese Eingriffe auch unter Zwang durchgeführt – es wurde beispielsweise mit dem Konzentrationslager gedroht. Teilweise entschieden auch die Eltern, um den Ruf der Familie zu wahren. Als gesetzliche Grundlage für die Zwangssterilisationen diente das „Gesetz zur Verhütung erbkranken Nachwuchses" (GzVeN), das die Sterilisation bei Vorliegen bestimmter, vom Gesetz definierter – und keineswegs faktisch beweisbarer – Erbkrankheiten vorsah. Lag eine derartige Diagnose vor, wurde von medizinisch Tätigen Anzeige beim Amtsarzt erstattet. Patient, Angehörige oder Amtsarzt stellten daraufhin den Antrag auf Unfruchtbarmachung beim Erbgesundheitsgericht. Nach § 2 Abs. 2 des GzVeN war diesem Antrag eine Bescheinigung eines approbierten Arztes beizufügen, aus der hervorging, dass der Patient/die Patientin über das Wesen und die Folgen der Unfruchtbarmachung aufgeklärt worden sei. Formal wurde damit der „Wille" des Patienten zwar berücksichtigt, Vorgaben oder Richtlinien, die eine „informierte Einwilligung" im heutigen Verständnis zum Ziel hatten, gab es jedoch in keiner Weise. Auf den Antrag des Amtsarztes entschied schließlich das Erbgesundheitsgericht zum „Wohl der Volksgemeinschaft". Der Gedanke von „minderwertigen Menschen" trat damit auch hier in den Vordergrund. Rein formal bestand zwar die Möglichkeit einer Berufung gegen die gerichtliche Entscheidung. Die persönlichen Rechte und Interessen der Betroffenen wurden jedoch durch das Gesetz praktisch nicht geschützt. Es gab durchaus Kritik und auch Proteste von Interessenvertretungen wurden laut. So beispielsweise von der Deutschen Vereinigung für Krüppelfürsorge", der auch Taubstumme angehörten. Wer übernahm die Verantwortung für solches Handeln? Wer entschuldigte sich beim wem? Wie wurde entschädigt? Die meisten Betroffenen wurden schwer traumatisiert, doch sind keineswegs alle nach 1945 als Opfer der Nationalsozialisten anerkannt worden. In den Jahren 1961–1965 wurde sogar das Aufnahmegesuch der Betroffenen in das Bundesentschädigungsgesetz vom Wiedergutmachungsausschuss des deutschen Bundestages abgelehnt. Erst 1998 wurde die Zwangssterilisation als Akt nationalsozialistischen Unrechts von Bundesregierung anerkannt und die Urteile des Erbgesundheitsgerichts wurden aufgehoben.

Die moderne Patient-Arzt-Beziehung – Aufklärung und gemeinsame Entscheidungsfindung

Nach 1945 wurde die oberste Maxime der Beziehung zwischen Patient, Arzt und Angehörigen das partizipative Miteinander. Damit ist die Interaktion beziehungsweise Kommunikation zwischen Arzt und Patient gemeint, die auf eine gemeinsame Verantwortung für die medizinische Behandlung zwischen Patient und Arzt abzielt (Partizipative Entscheidungsfindung, *shared decision-making*). Dieses Verständnis der Patient-Arzt-Beziehung ist gelöst von dem traditionellen so genannten paternalistischen (vom lateinischen *pater*: Vater) Modell der Entscheidungsfindung, wo der Arzt die alleinige Autorität besitzt und über die aus seiner Sicht beste Diagnostik und Therapie entscheidet. Das Selbstverständnis von Patienten und Angehörigen entwickelte sich also von paternalistischen Strukturen hin zu einem partizipativen Miteinander. Die Informierte Einwilligung (*informed consent*) wurde in den 1950er und 1960er Jahren zur höchsten Richtschnur des Handelns. Aufgeklärte und einwilligungsfähige Menschen sollen eigenverantwortliche Entscheidungen treffen, bei denen eigene Werte und Ziele angemessen berücksichtigt werden. Hierzu bedarf es eines partizipativen Miteinanders zwischen Patienten, Angehörigen und Ärzten. Gleichzeitig nahm und nimmt die Vielfalt von Werteüberzeugungen (Wertepluralismus) in modernen Gesellschaften zu. Dem ist angemessen Rechnung zu tragen.

„Krankmacher" und Wohlfühlmediziner – Ethik und Arztsein

Wir erleben zurzeit eine Debatte über das Arztsein. Dabei werden viele Vorwürfe gegenüber Ärzten und ihrem Verhältnis zu ihren Patienten erhoben: Demnach könnten viele Ärzte nicht mit Scham und Ängsten ihrer Patienten umgehen; sie brächten diesen gegenüber auch nicht genügend Achtung auf. Vielmehr komme es im Laufe der medizinischen Sozialisation zusehends zur Abstumpfung der Mediziner. Nur wenigen Ärzten werden Qualitäten und Kompetenzen bescheinigt, ein für die Patienten gutes Patient-Arzt-Verhältnis zu gestalten. Es wird davon gesprochen, dass Ärzte Patienten nur noch unter Karriere-, Forschungs- und ökonomischen Aspekten behandeln. Ärzte werden als „Technokraten" und „Versager" bezeichnet. Auch wird immer wieder der Vorwurf laut, Ärzte wären regelrechte „Krankheitsmacher", die eigentlich gesunden Menschen Krankheiten andichten würden – beispielsweise durch Senkung der Normwerte für den gemessenen Blutdruck. Es wird ein Ärzte-TÜV gefordert: Ärzte sollen stärker und vor allem für Patienten transparenter in ihrer Qualität kontrolliert werden. Ein guter Arzt soll ein Gespür für die Nöte seines Patienten haben und kommunikative sowie ethische Kompetenzen besitzen. Auf eine gezielte Verbesserung eben dieser Kompetenzen ist zu achten. Was heißt es überhaupt, ein „guter Arzt" zu sein? Keineswegs kann damit ein medizinisches Handeln im Sinne einer „Wohlfühlmedizin" gemeint sein, in dem die Wünsche von Patienten über die Grundsätze ärztlicher Verantwortung gestellt werden. Zur Einforderung eines Ärzte-TÜV ist anzumerken, dass das Ideal des „guten Arztes", wie es die Patienten zu Recht einfordern, den meisten Ärzten bei ihrer Berufswahl auch tatsächlich vorschwebt. Sie erfahren aber in der Praxis eine schockierende Ernüchterung, wenn sie mit all den von außen herangetragenen Ansprüchen und Erwartungen konfrontiert werden. Die zunehmende alltägliche Verwaltungsarbeit im ärztlichen Beruf und Fragen der Kosten- und Leistungsübernahme erschweren es, diesem Ideal nachkommen zu können. In diesem Konflikt zwischen ihrem eigenen Ideal, den gesellschaftlichen Rollenvorstellun-

gen und ökonomischen wie politischen Anforderungen müssen sich
Ärzte heutzutage behaupten.

Man sollte sich bei all dieser positiven und inhaltlich wertvollen Entwicklung immer wieder vergewissern, inwiefern es in der Praxis zwischen
Patient, Arzt und Angehörigen wirklich zu einem Miteinander kommt.

Patientenwille

Primäre ärztliche Aufgabe ist es, Gutes zu tun (*beneficence*) und Schaden
abzuwenden (*non maleficence*). Ist von solcher Verpflichtung dann abzuleiten, dass stets Gesundheit zur wahren ist – und dies um und zu jedem
Preis? Die Bundesärztekammer gibt in den Grundsätzen zur ärztlichen
Sterbebegleitung (7.5.2004, veröffentlicht im Deutschen Ärzteblatt) hier-
auf Antworten. Die Aufgabe des Arztes sei es, unter Beachtung des Selbst-
bestimmungsrechtes des Patienten Leben zu erhalten, Gesundheit zu
schützen und wieder herzustellen sowie Leiden zu lindern und Sterbenden
bis zum Tod beizustehen. Die ärztliche Verpflichtung zur Lebenserhaltung
bestünde insofern nicht unter allen Umständen. Schließlich wird hervorgehoben, dass solche Grundsätze dem Arzt die eigene Verantwortung in
der konkreten Situation nicht abnehmen können, Entscheidungen vielmehr individuell erarbeitet werden müssen. In der Musterberufsordnung
für die deutschen Ärztinnen und Ärzte (2006) ist in diesem Zusammenhang davon zu lesen, dass jede medizinische Behandlung unter Wahrung
der Menschenwürde und unter Achtung der Persönlichkeit, des Willens
und der Rechte des Patienten zu erfolgen hat. Dabei wird insbesondere
das Selbstbestimmungsrecht hervorgehoben. Des Weiteren wird festgehalten, dass der Arzt zur Behandlung die Einwilligung des Patienten benötigt
und dass der Einwilligung grundsätzlich die erforderliche Aufklärung im
persönlichen Gespräch vorauszugehen habe. Heutzutage sind für Aufklärung und Einwilligung eines Patienten Standards etabliert.

Informierte Zustimmung – informed consent

Seit den 1970er Jahren wurde darüber diskutiert, was unter einem *informed consent* zu verstehen ist beziehungsweise welche Anforderungen hierfür zu erfüllen sind: Zuerst ist die Information zu vermitteln, und zwar so,
dass der Patient umfassend und allgemeinverständlich aufgeklärt wird
(Informationsvermittlung). Hieran anschließend ist dafür Sorge zu tra-

gen, dass die Information auch tatsächlich verstanden wurde; der Arzt hat sich beim Patienten also sowohl sprachlich als auch inhaltlich dahingehend zu vergewissern (Informationsverständnis). Dies kann beispielsweise dadurch erfolgen, dass man sich mit eigenen Worten die bereits gegebene Information nun vom Patienten geben lässt. Die Prüfung dieses Verständnisses setzt voraus, dass man ausreichend Zeit zur Verfügung hat. Dies ist im klinischen Alltag beziehungsweise in der Praxis nicht immer gleichermaßen gegeben. Drittens ist die Einwilligungsfähigkeit des Patienten zu prüfen. Es geht hierbei um die Fragen, inwiefern der Patient Wesen, Tragweite und Bedeutung der Entscheidung verstanden hat. In der Regel hat hierüber ein nervenärztlicher Facharzt zu entscheiden. Neben der klinischen Erfahrung können zur Bestimmung der Einwilligungsfähigkeit auch Testinstrumente wie beispielsweise der MacArthur Competence Assessment Tool (MacCat) eingesetzt werden. Die vierte Anforderung an einen *informed consent* ist die freie Entscheidung. Es muss ausgeschlossen werden, dass die Entscheidung durch einen Zwang herbeigeführt wurde oder durch eine Einflussnahme von Dritten. So wichtig dieses vierte Dimension auch ist, so schwierig ist sie aber auch in der Praxis umzusetzen. Man denke nur an ein Beispiel aus der transkulturellen Medizin, bei der *informed consent* in einem familialen Verband (wie durch Einbringen des Vaters oder des Bruders) praktiziert wird.

Selbstbestimmung und Patientenautonomie

Im Mittelpunkt des *informed consent* steht die Selbstbestimmung des Patienten. Die Selbstbestimmung ist ein ethischer Grundwert; Gerechtigkeit und Verantwortung sind weitere so genannte ethische Grundwerte. Selbstbestimmt ist und handelt, wer über sein Schicksal selbst, ohne dass andere eingreifen, frei bestimmt. Aus der Selbstbestimmung als ethischem Grundwert leiten sich drei Rechte ab: Erstens das Recht, dass ein Arzt keinen Eingriff vornimmt (Recht auf körperliche Unversehrtheit). Dieses Recht ist auch in den Grundsätzen der Bundesärztekammer zur ärztlichen Sterbebegleitung aufgegriffen (7.5.2004, veröffentlicht im Deutschen Ärzteblatt). So heißt es dort, dass der Arzt bei einwilligungsfähigen Patienten die durch den angemessen aufgeklärten Patienten aktuell geäußerte Ablehnung einer Behandlung zu beachten habe, selbst wenn sich der Wille nicht mit den aus ärztlicher Sicht gebotenen Diagnose- und Therapiemaßnahmen deckt. Ergänzend wird noch darauf hingewiesen, dass dies auch für die Beendigung schon eingeleiteter lebenserhaltender Maßnahmen gelte. Zweitens leite sich von der Selbstbestimmung als Grundwert ab, dass jeder über den Lauf seines Lebens frei entscheiden könne (Recht auf Handlungsfreiheit). Wie gefährdet dieses Recht ist, zeigt die tägliche Alltagspraxis. Man denke nur an die Diskussion zum neuen Patientenverfügungsgesetz und Entscheidungen darüber, ob eine Therapie aus ärztlicher Sicht indiziert scheint. Das dritte Recht, das sich von der Selbstbestimmung als Grundwert ableitet, ist dasjenige auf Selbstzweckhaftigkeit. Die menschliche Würde ist ein absoluter Wert. Insofern darf kein Mensch instrumentalisiert werden. In der Praxis läuft man aber ständig Gefahr, dieses Recht zu übertreten. Man denke nur generell an die medizinische Forschung oder speziell an das Lebensrecht eines Neugeborenen oder an Menschen mit psychischen Störungen. Hier lässt sich grundsätzlich fragen, ob trotz psychopathologischen Befunds Selbstbestimmung in der Psychiatrie möglich ist. Diese Frage stellt sich dann zugespitzt noch einmal für die Situation der Unterbringung – sei diese öffentlich-rechtlich, zivil- oder strafrechtlich angeordnet. Patienten mit psychischen Erkrankungen sollten die gleiche Beachtung, Behandlung und medizinische Versorgung erhalten wie alle anderen Patienten. Dabei ist eine Abwägung zwischen verschiedenen Werten nötig, um Handlungsfähigkeit (in der Psychiatrie) zu gewährleisten.

Patientenautonomie im Einzelfall

Anhand des folgenden Fallbeispiels einer Zwangsunterbringung können die Pole dieser Diskussion deutlich werden: Ein junger Mann befindet sich seit mehr als einem halben Jahr als Patient in einer psychiatrischen Klinik. Akut kam er mit einem paranoid-halluzinatorischen Syndrom. Seitdem ist er zunächst öffentlich-rechtlich, dann zivilrechtlich untergebracht. Vor der Unterbringung bestand eine Betreuung. Innerhalb von ca. drei Monaten remittiert die Akutsymptomatik, Negativsymptomatik und kognitive Störungen bleiben bestehen. Ob psychotische Symptome persistierten, bleibt unklar. Während eines Ausgangs begeht der Patient einen Hausfriedensbruch. Auch auf Station fällt er durch dissoziales Verhalten auf. Bei raptusartigen Wutausbrüchen kommen andere zu Schaden. Dieses Verhalten ist aus der langjährigen Anamnese bekannt. Der Patient äußert in den letzten Wochen immer wieder den Wunsch nach Eigenständigkeit und Freiheit. Er wolle eine eigene Wohnung beziehen und eine Familie gründen. – Aktuell ist der Patient *compliant*. Er nimmt seine Medikamente regelmäßig ein, wirkt motiviert und hat mithilfe einer Sozialarbeiterin sogar eine Wohnung im Haus eines älteren Ehepaars gefunden. Der Unterbringungsbeschluss läuft aus. Die Krankenkasse fragt wiederholt nach dem Grund für die Fortsetzung des Klinikaufenthalts. Die Eltern des Patienten äußern nachdrücklich den Wunsch nach einem weiteren stationären Verbleib ihres Sohnes. Diskutiert man die Fallgeschichte ethisch, steht der deutlich erklärte Wille des Patienten der Fürsorge gegenüber, die ihm und anderen Menschen gegenüber zu leisten ist. Es geht um einen starken Einschnitt in die Selbstbestimmung des Patienten. Immerhin steht Freiheitsberaubung, Zwangstherapie und Zwangsbehandlung zur Diskussion. Darf Fürsorge auf Kosten des Willens eines Einzelnen verfolgt werden? Es ist deutlich zu erkennen, dass der Patient gegen das „System", das ihn mit einem Unterbringungsbeschluss konfrontierte, rebelliert. Schließlich ist zu bedenken, dass der Patient trotz (klinischer) Besserung bisher keine Freiheit zugestanden bekam. In die Diskussion ist ebenso die klinische Beurteilung mit einzubeziehen. Welche Diagnose liegt tatsächlich vor? Reicht Dissozialität aus, um einen Menschen seiner Freiheit zu berauben? Damit sind Fragen der Normierung von Gesundheit und Krankheit angesprochen. Schließlich ist bei einer ethischen Würdigung zu sehen, dass Druck von außen, nicht zuletzt ökonomischer Druck, aufgebaut wird.

Formen der Wahrung von Selbstbestimmung

Die Bedeutung, welche der Selbstbestimmung des Patienten zuerkannt wird, ist groß. Insofern wundert es nicht, dass für einwilligungsfähige Menschen bestimmte Formen der Selbstbestimmungswahrung (also für den späteren Zeitpunkt der Nicht-Mehr-Einwilligungsfähigkeit) zu unterscheiden sind. Erstens: Bei der Patientenverfügung (PV) handelt es sich um die freie, schriftliche Willensäußerung eines einwilligungsfähigen und volljährigen Patienten zur künftigen Behandlung für den Fall der Äußerungsunfähigkeit. Zweitens: In einer Vorsorgevollmacht bevollmächtigt der Patient für den Fall, dass er nicht mehr in der Lage ist, seinen Willen zu äußern, einen oder mehrere Personen, Entscheidungen für ihn zu treffen (§§ 164ff. BGB). Drittens: In einer Betreuungsverfügung ist die für das Betreuungsgericht bestimmte Willensäußerung niedergelegt, und zwar für den Fall der Anordnung einer Betreuung (Person, Wünsche für Betreuung). Der Betreuer entscheidet dann für den ihm zugewiesenen Aufgabenkreis stellvertretend.

Ermittlung des mutmaßlichen Patientenwillens

Die früh verfügte Bestimmung des eigenen Willens ist sinnvoll. Denn ist man nicht mehr in der Lage, seinen Willen zu äußern, ist es eine schwierige Aufgabe, den so genannten mutmaßlichen Willen zu bestimmten. In den Grundsätzen der Bundesärztekammer zur ärztlichen Sterbegleitung (7.5.2004, veröffentlicht im Deutschen Ärzteblatt) werden zur Bestimmung des mutmaßlichen Willens des Patienten praktische Hinweise gegeben. Der Arzt habe den mutmaßlichen Willen aus den Gesamtumständen zu ermitteln. Dabei können frühere Äußerungen seiner Lebenseinstellung, seine religiöse Überzeugung, seine Haltung zu Schmerzen und zu schweren Schäden in der ihm verbleibenden Lebenszeit Anhaltspunkte sein. Es wird empfohlen, auch Angehörige oder nahe stehende Personen als Auskunftspersonen einzubeziehen. Eine zentrale Schwierigkeit ist dabei, wie die Informationen Dritter zu gewinnen, dann aber auch zu gewichten sind. Es stellt sich nicht zuletzt die Frage nach den Interessen der Befragten. Schließlich bleibt die Unsicherheit, ob der bestimmte mutmaßliche Wille dem Betroffenen auch wirklich entspricht. Eben solche Unsicherheit hat mit dazu geführt, dass unter anderem die Patientenverfügung eine weite Verbreitung fand.

Patientenverfügungen – rechtlicher Status und Reichweite

Ausgangspunkt ist ein Urteil des Bundesgerichtshofs (17.3.2003), in dem zwar die grundsätzliche Verbindlichkeit der Patientenverfügung festgelegt, zum anderen aber die widersprüchliche Aussage getroffen wurde, dass in einigen Fällen die Patientenverfügung eben nicht grundsätzlich verbindlich sei. Seitdem wurde eine, ursprünglich von Brigitte Zypries angeregte, lebhafte Diskussion über Status und Reichweite der Patientenverfügung geführt. Ein wesentlicher Diskussionspunkt war dabei die mangelnde Vorhersehbarkeit der künftigen Situation. Welche Behandlungsoptionen stehen zur Verfügung? Wir soll in der konkreten Situation entschieden werden? Soll man sich hierbei an allgemeinen Wertvorstellungen orientieren? Grund zur Diskussion gab dann aber auch die Tatsache, dass sich im Lauf des Lebens Einstellungen ändern. Man denke nur an plötzlich auftretende schwere Erkrankungen oder auch an chronische Erkrankungen und zugleich an die Frage der Widerrufbarkeit der Patientenverfügung. Schließlich war ein wesentlicher Diskussionspunkt die fehlende Patientenaufklärung durch den Arzt; bei einer Patientenverfügung handelte es sich im Grunde um eine einseitige Willenserklärung ohne angemessene Aufklärung. Motivation für diese Diskussionen war die Angst des Menschen vor langer und qualvoller Therapie am Lebensende bei Missachtung des eigenen Willens. Die Diskussionen über die Patientenverfügung hatten ein Gesetz zum Ziel. Dem entgegen stand die Position der Bundesärztekammer, dass die Rechtslage im Grunde klar, nur nicht bekannt genug sei. Um eine gesetzliche Regelung der Patientenverfügung zu erreichen wurden drei fraktionsübergreifende Gesetzesentwürfe vorbereitet. Der erste Entwurf sah die Verbindlichkeit der Patientenverfügung in jeder Krankheitsphase vor, sofern sich der Patient nicht anders äußert und sich Arzt und Patient einig sind. Bei Dissens sollte das Gericht entscheiden. Der Gesetzesentwurf zielte auf eine Stärkung der Patientenautonomie ab; Ärzte waren als Ausführende der Patientenverfügung vorgesehen. Im zweiten Entwurf wurde ein Zweistufenmodell vorgeschlagen: Alle schriftlichen Patientenverfügungen sollen ohne Beratung und notarielle Beurkundung verbindlich sein, wenn eine unheilbare, tödlich verlaufende Krankheit vorliegt oder wenn der Patient endgültig sein Bewusstsein verloren hat. Der Abbruch lebenserhaltender Maßnahmen soll unabhängig vom Krankheitsstadium nur möglich sein, wenn eine notariell beurkundete Patientenverfügung und eine – alle fünf Jahre zu wiederholende – ärztliche Beratung erfolgte. Der Gesetzesentwurf sah eine umfassende ärztliche Beratung über das Krankheitsbild und über Möglichkeiten palliativmedizinischer Behandlung sowie Folgen des Abbruchs kurativer Therapie vor; die Beratungskosten sollten zu Lasten der Solidargemeinschaft gehen. Bei diesem zweiten Gesetzesentwurf stand der aktuelle Gesundheitszustand des Patienten im Vordergrund. Die Patientenverfügung sollte, so der Vorschlag, im Betreuungsrecht verankert werden. Der Gesetzesentwurf wurde dahingehend kritisiert, dass die bestehenden Patientenverfügungen (ca. 8 Millionen) infrage gestellt würden (Beurkundung). Man sprach als Reaktion auf diesen Gesetzesvorschlag wegen der bürokratischen und kostenintensiven Hindernisse auch vom Patientenverfügungsverhinderungsgesetz. Im dritten Gesetzesentwurf wurde von der grundsätzlichen Verbindlichkeit der Patientenverfügung ausgegangen, selbst wenn diese nur mündlich geäußert wurde. Im Vordergrund stand also der aktuelle Patientenwille. Dem Arzt wurde hier hohe Verantwortung zuteil, nicht zuletzt, da er aktiv an der Ermittlung des Patientenwillens beteiligt war. Kritik wurde dahingehend geübt, dass gute ärztliche Praxis im Grunde genommen (nur) gesetzlich festgeschrieben werden sollte. Des Weiteren wurde der weite Raum für individuelle Betrachtung kritisiert und es

wurden Fehlinterpretationen wegen mündlicher Äußerungen vorherge-
sehen. Die Bundesärztekammer stand allen Gesetzesentwürfen kritisch
gegenüber und empfahl auf eine weitergehende gesetzliche Regelung zu
verzichten. Dabei verwies sie darauf, dass nicht alle Prozesse des Lebens
und Sterbens in gesetzliche Schablonen gepresst werden könnten.

Das aktuell gültige Patientenverfügungsgesetz

Nach fünf Jahren Diskussion wurde am 18. Juni 2009 ein Gesetzesentwurf zur Patientenverfügung beschlossen. Am 1. September 2009 trat das
so genannte Patientenverfügungsgesetz als 3. Gesetz zur Änderung des
Betreuungsrechts, geregelt im Bürgerlichen Gesetzbuch (BGB), in Kraft:
Eine Patientenverfügung muss schriftlich (§ 126 BGB) von einem einwilligungsfähigen und volljährigen Menschen für eine spätere Behandlungssituation verfügt werden. Einwilligungsfähig heißt, dass derjenige
die Folgen und die Tragweite der Handlung erfassen kann. Es sind keine
Beratung sowie weitere formalen Anforderungen wie beispielsweise eine
notarielle Beglaubigung erforderlich (§ 1901a Abs. 1 BGB). Die Patientenverfügung gilt unabhängig von Art und Stadium der Erkrankung (§
1901a Abs. 3 BGB). Es besteht folglich keine Reichweitenbeschränkung.
Der Betreuer beziehungsweise der Bevollmächtigte hat dem verbindlichen Patientenwillen Ausdruck und Geltung zu verschaffen, so dass es
zu einer unmittelbaren Geltung des verfügten Patientenwillens kommt.
In der konkreten Behandlungssituation bleibt dann zu prüfen, inwiefern
die Patientenverfügung auf die Behandlungssituation passt. Im Gesetz
wurde festgelegt, dass die letzte so genannte *End-of-life*-Entscheidung
bindend ist. Insofern ist also zu prüfen, inwiefern der betroffene Patient
vor Verlust der Entscheidungsfähigkeit seinen Patientenverfügungswil-
len widerrufen hat (§ 1901 Abs. 1 Satz 3 BGB). Diese Prüfung ist eine
primär ärztliche Aufgabe. Hierzu muss kein Betreuer eingesetzt sein
(Erforderlichkeit, § 1896 Abs. 2 S. 1 BGB). Erst nach dieser Prüfung
bedarf es – für die Umsetzung des Willens – eines Betreuers als Willens-
vertreter oder eines Bevollmächtigten. Mündliche Verfügungen sind
Behandlungswünsche und der Reichweite einer Patientenverfügung un-
terzuordnen. Fehlt eine Patientenverfügung oder ist die vorliegende Patientenverfügung für die Situation nicht passend beziehungsweise nicht
treffend, bekommen Behandlungswünsche oder der mutmaßliche Wille
Bedeutung. Diese können helfen, an Stelle des Patienten eine eigene
Entscheidung im Sinne des Patienten zu treffen (§ 1901a Abs. 2 BGB).

In diesem Zusammenhang ist hervorzuheben, dass das Abfassen einer Patientenverfügung keine Verpflichtung darstellt. Auch darf die Errichtung oder Vorlage einer Patientenverfügung nicht zur Bedingung eines Vertragsabschlusses gemacht werden (§ 1901a Abs. 4 BGB). Insbesondere im Hinblick auf Versicherungs- und Heimverträge ist hierdurch ein Schutz vor möglichem gesellschaftlichem oder individuellem Druck gesetzlich verankert worden.

Kritische Würdigung des Gesetzes

Durch das Gesetz wurde (noch einmal) festgeschrieben, dass keine medizinische Maßnahme gegen den Willen des Patienten durchgeführt werden darf. Als wertvoll ist anzusehen, dass durch diese gesetzliche Regelung nun gefährliche Eingriffe und das Zulassen des Sterbens nur dann durch das Betreuungsgericht genehmigungspflichtig ist, wenn Arzt und Vertreter im Dissens über Patientenwillen sind (§ 1904 Abs. 1 und 2-4). Dies führt in der Praxis zu einer deutlichen Erleichterung des Handelns. Davon unabhängig kann auch von nicht Involvierten jederzeit eine Überprüfung beim Betreuungsgericht beantragt werden, falls Anhaltspunkte dafür bestehen, dass der Betreuer oder der Bevollmächtigte nicht im Sinne des Betroffenen entscheiden. Kritisch zu sehen ist die Tatsache, dass sich die Frage des Willens im Grunde nur stellt, wenn eine Behandlung indiziert ist (§ 1901b BGB). Der Patientenwille ist also nur bei indizierter Maßnahme relevant. Bei der Indikation stellen sich Fragen wie: Hat der Patient einen Nutzen vom ärztlichen Eingriff? Was ist das Therapieziel? Heilung? Lebensverlängerung? Rehabilitation? Wie ist die Lebensqualität des Patienten zu beurteilen? Wie hoch ist bei der zu ergreifenden Maßnahme die realistische Wahrscheinlichkeit? Erst nach dieser Prüfung, ob eine medizinische Maßnahme überhaupt (noch) indiziert ist, steht eine sorgfältige dialogische Ermittlung des Willens zwischen Arzt und Vertreter beziehungsweise weiteren Beteiligten an. Damit wird jede Entscheidung darüber, ob und inwieweit eine medizinische Maßnahme durchgeführt werden soll und inwieweit diese von Nutzen für den Patienten ist, der alleinigen Beurteilung durch den Arzt überlassen. Der Betroffene selbst wird aus diesem Entscheidungsfindungsprozess ausgeschlossen. Konsequenterweise dürfte somit beispielsweise der verfügte Wunsch eines Patienten keine Berücksichtigung erfahren, eine kurzfristige Lebensverlängerung durchzuführen, um es seinen Verwandten zu ermöglichen den Sterbeprozess zu begleiten. Eine solche Handlungsmaßgabe steht jedoch im Gegensatz zum Dialog im Patienten-Arzt-Verhältnis, wie es sich bei einwilligungsfähigen Patienten im klinischen Alltag findet. Hier werden die individuellen Wünsche und Werte der betroffenen Patienten zusätzlich zur Frage nach der Indikation in die diagnostischen und therapeutischen Überlegungen auf ärztlicher Seite einbezogen. Berechtigte Annahme hierzu ist, dass die medizinische Indikation für den individuellen Einzelfall zu ermitteln ist und sich nicht verallgemeinern lässt. Aus ethischer Sicht ist die Interpretation der „medizinischen Indikationsstellung" zur Wahrung der Patientenautonomie und einer patientenorientierten individualisierten Behandlung geboten.

Gesetzliche Verankerung und ärztliche Beratung

Sicherlich ist durch das Patientenverfügungsgesetz für viele Betroffene Rechtssicherheit festgeschrieben worden, die im Alltag als erleichternd erlebt werden dürfte. Man sollte sich aber der Tatsache bewusst sein, dass auch vor dem Gesetz das meiste gesetzlich gut geregelt war. Ist die bereits bestehende Rechtslage nicht nur gesetzlich verankert worden? Sind trotz der langjährigen Diskussion die Konsequenzen wirklich ausgewogen bedacht worden? Inwiefern werden die Werte des Patienten erfasst? Wird eine Wertanamnese erstellt? Wie ist die hohe Bedeutung der medizinischen Indikation zu rechtfertigen? Warum gilt eine Patientenverfügung nur für Volljährige? Was ist mit dem Willen von Kindern und Jugendlichen? Wie ist es zu rechtfertigen, dass die Reife des Kindes nicht berücksichtigt wird? Zuletzt ist zu fragen, wo die wichtige Beratung geblieben ist, die in einem der Gesetzesentwürfe zuvor durchaus vorgesehen war? Die Bestimmungen des § 1901a BGB belegen die besondere Bedeutung, die einer ärztlichen Beratung vor Erstellen einer Patientenverfügung zukommt. Die „Empfehlungen zum Umgang mit Vorsorgevollmacht und Patientenverfügung in der ärztlichen Praxis" (16.4.2010), die von Seiten der Bundesärztekammer und der Zentralen Ethikkommission hierzu verfasst wurden, sprechen sich für die Durchführung einer ärztlichen Beratung aus. Für den Umgang mit Patientenverfügungen sind diese Ausführungen zwar auch nach Änderung der gesetzlichen Regelung weiterhin zutreffend (www.baek.de), sie können die Information über die eigentlichen medizinischen Details im Einzelfall jedoch nicht ersetzen.

Regulierbarkeit der Medizin und Selbstverantwortung

Generell lässt sich am Beispiel des Patientenwillens und dessen gesetzlicher Verankerung fragen: Helfen Regulierungen, gute Medizin auszuüben, die dem Einzelnen gerecht wird? Der Beruf des Arztes ist ein freier. Dieses Privileg der Freiheitlichkeit ist besonders schützenswert. Insofern gilt es grundsätzlich Acht zu geben, ob Eingriffe von außen die freiheitliche Grundausrichtung des Arztberufes nicht beeinträchtigen. Dies lässt sich auch für das in Kraft getretene Patientenverfügungsgesetz fragen. Für die Beziehung zwischen Patient und Arzt ist ein starkes Vertrauensverhältnis nötig, das auf Zeit und Zuwendung fußt. Besteht dieses Vertrauensverhältnis nicht mehr, nutzt auch kein Gesetz mehr. Es steht auch zu befürchten, dass Ärzte durch zunehmende Einflussnahme von außen die grundsätzliche Verantwortlichkeit für ihr Handeln nicht mehr erkennen. Damit laufen sie auch Gefahr, ihre Fürsorgepflicht zu verletzen. Bei allen normativen Vorgaben lässt sich freilich fragen, ob sie der Komplexität des Einzelfalles gerecht werden (können). Normative Vorgaben können einen strukturierenden Rahmen vorgeben. Was sie sicherlich nicht können, ist eine individuelle Gewissensentscheidung abnehmen. Hierzu bedarf es moralischer Sensibilität und ethischer Kompetenz.

Weiterführende Literatur

Frewer, Andreas / Fahr, Uwe / Rascher, Wolfgang (Hg.): Patientenverfügung und Ethik. Beiträge zur guten klinischen Praxis (= Jahrbuch Ethik in der Klinik, Bd. 2). Würzburg 2009

Vollmann, Jochen: Patientenselbstbestimmung und Selbstbestimmungsfähigkeit. Beiträge zur Klinischen Ethik. Stuttgart 2008

Wann beginnt Leben?
Embryo und Stammzellen

Die Auseinandersetzung mit Fragen zu Schwangerschaftsabbruch sowie zur Schutzwürdigkeit des menschlichen Embryos stellt seit jeher einen wesentlichen Bereich medizinethischen Nachdenkens dar. Im Zentrum dieser Fragen steht die Debatte um den moralischen Status, der menschlichen Embryonen zukommen soll. Er entscheidet darüber, wann Menschsein beginnt und in welchem Ausmaß Ungeborenen Menschenrechte zuerkannt werden sollen. Dabei lassen sich im Wesentlichen zwei miteinander unvereinbare ethische Grundpositionen unterscheiden: Entweder der Lebensschutz beginnt mit dem Zeitpunkt der Kernverschmelzung oder aber es wird ein biologischer Einschnitt festgelegt – beispielsweise die Einnistung der Eizelle (Nidation) –, ab dem menschliches Leben zu schützen ist. Über die Medizin hinaus sind mit der Diskussion um die Forschung an embryonalen Stammzellen Fragen zum Lebensanfang in den Mittelpunkt des öffentlichen Interesses gerückt. Das 2002 verabschiedete Stammzellimportgesetz ist das Ergebnis der biopolitischen Diskussion um den Lebensbeginn. Es bleibt zu bedenken, dass ethisch inakzeptable Handlungen – wie beispielsweise die vermehrte Herstellung embryonaler Stammzellen im Ausland – durch derartige Regulierungen möglicherweise auch gefördert werden.

Ethische Fragen am Lebensanfang

Ethische Fragen am Lebensanfang stehen seit den frühen Anfängen der Kulturgeschichte der Menschheit im Mittelpunkt des medizinischen Diskurses. So findet sich schon im Hippokratischen Eid ein Tötungsverbot werdenden Lebens. Und auch die christliche Position, dass der Mensch als Geschöpf Gottes von Anfang an zu schützen ist, ist eine alte Position. So galt der Embryo schon in der Spätantike von der Empfängnis an als mit einer unsterblichen Seele ausgestattet. Dies führt in der Frühen Neuzeit dann bei der Abtreibungsfrage zur strafrechtlich relevanten Unterscheidung zwischen beseeltem und unbeseeltem Fetus und der Frage nach dem

Zeitpunkt, an dem Leben beginnt. – Neu ist freilich die embryonale Stammzellforschung. Mit ihr stellen sich neue Fragen, auch wenn diese im Grunde ein altes Thema berühren. Gleiches gilt für die Präimplantationsdiagnostik, das Klonen oder die Gendiagnostik und auch für die sich zunehmend entwickelnden gentherapeutischen Möglichkeiten. So erlaubt beispielsweise das Embryonenschutzgesetz (ESchG), welches für die Präimplantationsdiagnostik zentral ist, die Erzeugung eines Embryos – damit ist jede totipotente Zelle gemeint (§ 8 ESchG) – ausschließlich dann, wenn dieser auch anschließend in den Mutterleib übertragen wird.

Der moralische Status des Embryos

Im Zentrum all dieser Fragen zum Lebensanfang steht der moralische Status des menschlichen Embryos. So kann man beispielsweise der Frage nach der moralischen Zulässigkeit eines Schwangerschaftsabbruchs – neben der Wahrung der Selbstbestimmung der Frau – auch durch Klärung der Frage näher kommen, ob und gegebenenfalls wann ein Embryo ein Mensch ist und damit ein eigenes Lebensrecht hat. Auch diese Statusfragen stehen in einer (älteren) Tradition: Aristoteles vertrat eine Theorie der Sukzessivbeseelung, wonach „Denkseele", die den Menschen ausmacht, erst im Verlauf der Embryonalentwicklung als göttliches Attribut eintritt; hieran anschließend wurde in der mittelalterlichen Theologie eine Empfängnisverhütung und Abtreibung nach dem 40. Tag mit härteren Kirchenbußen geahndet als bis zum 40. Tag. Das alles erinnert doch sehr an die gegenwärtige Diskussion über ein abgestuftes Lebensrecht des Embryos.

Klinische Situation – Schwangerschaftsabbruch

Eine 37-jährige Patientin kommt in einem akuten Erregungszustand in eine Psychiatrische Klinik. Sie wird dort notfallmäßig aufgenommen, später dann untergebracht. Bei der Patientin wird eine leichte Intelligenzminderung diagnostiziert. Im Gespräch mit der behandelnden Ärztin erzählt die Patientin, sie habe von ihrer Schwangerschaft in der 15. Schwangerschaftswoche erfahren. Sie gibt an, sie wolle sich den Embryo aus dem Bauch herausschneiden. Die Patientin wird psychiatrisch als Notfall behandelt. Zwei Wochen später stellt sich für das Behandlungsteam die Frage des Schwangerschaftsabbruchs. In der Klinischen Ethikberatung sollte man nun – nach Klärung der Faktenlage – nach dem ethischen Dilemma suchen, das hier im späten Schwangerschaftsabbruch liegt und der gesetzlich nur bei Gefahr für das Leben oder Gefahr einer schwerwiegenden Beeinträchtigung des körperlichen oder seelischen Gesundheitszustandes der Schwangeren zulässig ist. Aber wie steht es um die Ethik? Artikuliert die schwangere Frau ihren Willen klar? Kann eine psychisch kranke Frau eine Willenserklärung abgeben? Wie geht man damit dann um? Soll man die Selbstbestimmung der Patientin wahren, obwohl erhebliche Psychopathologika vorliegen? Und wie steht es eigentlich um die Würde und den Lebensschutz des Embryos?

Embryonale Stammzellforschung

Embryonale Stammzellforschung und die sich hieraus abzeichnenden Möglichkeiten therapeutischer Anwendung setzen heute immer noch zur Stammzellgewinnung die Vernichtung, das heißt die Tötung menschlicher Embryonen voraus. Doch die Grundsätze der Menschenwürde und des Menschenrechts auf Leben verbieten ausnahmslos, unschuldige Menschen – sieht man von echter Notwehr oder so genannten Nothilfehandlungen einmal ab – vorsätzlich zu töten. Insofern ist die Frage nach der Zulässigkeit embryonaler Stammzellforschung davon abhängig, ob menschliche Embryonen bereits ab der Zeugung den Status von Menschen, ausgestattet mit Menschenwürde und Menschenrechten, haben. Zwar ist darauf hinzuweisen, dass es mittlerweile auch Verfahren gibt, bei denen Stammzellen – so genannte IPS, induzierte pluripotente Stammzellen – aus den Hautzellen erwachsener Menschen gewonnen werden. Diese konnten jedoch bislang den Bedarf der Forschung an embryonalen Stammzellen nicht decken.

Menschliche Embryonen als Rechtssubjekte

Wenn menschliche Embryonen in diesem Sinn als Rechtssubjekte anzusehen sind, dann handelt es sich bei der Stammzellgewinnung um eine kategorisch verbotene Verletzung des Lebensrechts. Insofern ist ein Verbot humaner embryonaler Stammzellforschung zu fordern. Wenn man menschlichen Embryonen den Status eines Rechtssubjekts nicht zugesteht, kann man Stammzellforschung mit menschlichen Embryonen für gerechtfertigt halten. Es bleibt dann immer noch die Möglichkeit, Stammzellforschung abzulehnen, beispielsweise mit dem Argument der Ehrfurcht vor menschlichem Leben. Dann ist aber unklar, wie man ein

Verbot embryonaler Stammzellforschung, schon gar adulter Stammzellforschung, begründen möchte. Denn das Argument der Ehrfurcht vor
menschlichem Leben schließt auch die Heilungs- und Therapiemöglich-
keiten ein, die sich aus der Stammzellforschung für Patienten in der
Klinik ergeben würden. Zieht man an dieser Stelle ein Resümee, so ist
festzuhalten: Wenn Embryonen den Status von Menschen haben beziehungsweise ihnen dieser generell zugesprochen wird, dann muss die
Gewinnung von humanen embryonalen Stammzellen verboten werden.
Spricht man diesen Status den Embryonen nicht zu, kann Stammzellforschung erlaubt sein. Im Zentrum all dieser Fragen steht damit letztlich
die Frage nach dem Status des menschlichen Embryos.

Sichtweisen zum Status – Festlegung des Menschseins

Fragen nach dem Status und nach den Rechten ungeborener menschlicher
Lebewesen sind alte Fragen mit einer langen Tradition. Es lassen sich folgende drei Standpunkte unterscheiden: Erstens die so genannte „Lebensschutz-Position", die ungeborenen menschlichen Lebewesen ab der Zeugung den Status von Menschen zuerkennt, ausgestattet mit Menschenwürde
und Menschenrechten. Zweitens die „liberalen Positionen", die davon ausgehen, ungeborenem menschlichen Leben ab einem bestimmten Entwick-
lungspunkt – zum Beispiel extrautrine Lebensfähigkeit oder Geburt – den
Status eines Menschen, ausgestattet mit Menschenrechten und Menschenwürde, zuzuerkennen. Drittens die „gradualistische Position", die zwischen
diesen beiden zu vermitteln versucht. Ihr liegt die Vorstellung einer intra-
uterinen graduellen Zunahme des Menschenrechts beziehungsweise des
Status von Menschenwürde zugrunde. Demnach verfügt ein Ungeborener
nicht über die gleichen Rechte wie ein geborener Mensch. Die Vorstellung
von der schrittweisen Zunahme des Menschseins folgt dabei den Einschnit-
ten und Entwicklungsschritten in der Embryonalentwicklung. So hat ein
Embryo im Blastozystenstadium keine Schmerzempfindung und ist dementsprechend anders zu behandeln als ein Neugeborener. Die Kritik an dieser Position ist deutlich: Wie soll man sich ein Mehr oder Weniger beim
Zusprechen von Menschenwürde und/oder Menschenrechten vorstellen?
Hier ist ein klarer Einschnitt zu fordern, wie es die liberalen Positionen
vorsehen, der über den Status des Embryos als Subjekt von Menschenrechten entscheidet. Eine liberale Sicht macht den Status eines Menschenrechts-
Subjekts an etwas fest, was sich im Laufe der embryonalen Entwicklung
ergibt. Es wird also nicht – wie bei der „Lebensschutz-Position" – von etwas

ausgegangen, dass bereits bei der Zeugung gegeben ist. Insofern wird eine Unterscheidung zwischen Menschsein im biologischen und im ethischen Sinn getroffen – man könnte diese Differenzierung auch mit dem Gegensatzpaar „Menschsein" versus „Personsein" beschreiben.

Argumente für den biologischen Einschnitt

Entlang liberaler Positionen wird an der Existenz eines biologischen Einschnitts festgehalten. Hier können im Großen und Ganzen drei Gruppen von Argumenten voneinander unterschieden werden: Erstens das Argument des (empirischen) Bewusstseins beziehungsweise Selbstbewusstsein: Dementsprechend wären eine messbare Hirntätigkeit oder ein empirisch feststellbares Selbstbewusstsein ein bis zwei Jahre nach der Geburt Kriterien, um einen Einschnitt zu setzen. Im Mittelpunkt dieses Arguments steht das Bewusstsein und die Fähigkeit, sich in ein Verhältnis zu sich selbst und zu den eigenen Interessen zu setzen; also das, was Menschen dazu veranlasst, sich vor Übergriffen anderer auf Freiheit oder Leben zu schützen. Würde man entlang liberaler Positionen argumentieren, so kämen menschlichen Lebewesen erst mit einer bestimmten Form von empirisch feststellbarem (Selbst)-Bewusstsein (Hirntätigkeit beziehungsweise 1–2 Jahre nach der Geburt) Menschenrechte und Menschenwürde zu. Das zweite Argument ist das der Eigenständigkeit und/oder Unabhängigkeit: Kriterien, einen Einschnitt festzulegen, wären die eigenständige Lebensfähigkeit oder der Zustand, der mit der Geburt erreicht wird. Es ist rasch plausibel zu machen, dass beide dargestellten Argumente weder ethisch noch rechtlich vertretbar sind. So fragt sich beispielsweise, wie in diesem Zusammenhang mit behinderten Menschen umzugehen wäre, die auf die Hilfe anderer angewiesen und damit nicht eigenständig lebensfähig sind. Will man sich an diese Kriterien halten, handelt man rasch menschenrechtswidrig. Drittens gibt es das Argument der Nidation (Einnistung der Eizelle): Hier handelt es sich um einen sehr speziellen Einschnitt, der häufig von Genetikern oder generell Naturwissenschaftlern verwandt wird.

Argumente für die Schutzwürdigkeit ab der Kernverschmelzung

Verfolgt man den Lebensschutz als oberstes Prinzip, das heißt die absolute Schutzwürdigkeit des Embryos vom Zeitpunkt der Kernverschmelzung an, lassen sich Argumente für Spezieszugehörigkeit, Kontinuität, Identität und

Potenzialität anführen. Dabei lohnt es sich vor allem, auf die Argumente Kontinuität und Potenzialität näher einzugehen. Was bedeuten diese Begriffe im Einzelnen? Das Argument der Spezieszugehörigkeit meint, dass es dem Grundgedanken der Menschenwürde widerspricht, den Würdeschutz von einer anderen Eigenschaft abhängig zu machen als allein davon, ein menschliches Lebewesen zu sein. Wird mit Kontinuität argumentiert, so liegt dem die Auffassung zugrunde, dass die vorgeburtliche Entwicklung des Embryos als kontinuierlicher Prozess verläuft, in dem sich keine Einschnitte festmachen lassen. Insofern ist auch kein Punkt festzumachen, ab dem ein Wesen, das eben noch kein Mensch war, plötzlich zu einem Menschen mit Menschenrechten wird. Vielmehr müsse jedes menschliche Lebewesen von Beginn an den vollen Menschenrechtsstatus garantiert bekommen. Der Mensch ist also von Beginn des Kontinuums an, das heißt ab der Kernverschmelzung zu schützen. Das Identitätsargument sagt, dass es sich zu jedem Zeitpunkt der Entwicklung (Zygote, Embryo, Fetus, Kleinkind, Erwachsener) um denselben Menschen handelt, der in gleicher Weise geschützt werden muss. Dieses Argument geht dann in der Argumentation der Kontinuität auf. Nach dem Potenzialitätsargument hat jeder menschliche Embryo bereits das Vermögen, sich zu einem Menschen beziehungsweise einer Person zu entwickeln, ist also potenziell Mensch und muss dementsprechend geschützt werden. Damit ist nicht das aktuelle Selbstbewusstsein und moralische Handeln gemeint, sondern nur die prinzipielle Fähigkeit (Potenzialität) zu Selbstbewusstsein und Moralität. Würde man Menschsein an aktuellem Selbstbewusstsein und Moralität festmachen, müsste man beispielsweise Kleinkindern, geistig Schwerbehinderten, Komatösen – um nur ein paar zu nennen – ihre Menschenrechte absprechen; darüber hinaus aber im Grunde auch Schlafenden, Verbrechern oder kurzfristig Geistesabwesenden. Man würde dann nicht mehr eigentlich Personen durch das Recht schützen, sondern nur noch vorübergehende Zustände des Personseins. Nach dem Argument der Potenzialität muss der Schutzbereich der Menschenrechte deshalb jedes Lebewesen umfassen, dass prinzipiell die Potenzialität zu Akten des Selbstbewusstseins und der Moralität aufweist. Es ist auch das so genannte tutioristische Argument zu nennen. Es geht davon aus, dass eine Handlung, bei der nicht sicher festgestellt werden kann, ob es sich bei ihr um die Verletzung eines hochrangigen Rechts oder Gutes (Lebensrecht) handelt, in jedem Fall zu unterlassen beziehungsweise rechtlich zu verbieten ist. Schließlich ist noch auf das Argument der Menschenwürde einzugehen, was das wohl stärkste Argument für den Lebensschutz darstellt und in gewisser Hinsicht die übrigen Lebensschutz-Argumente aufgreift und sie in einen übergeordneten Kontext einordnet.

Menschenwürde als Argument für den Lebensschutz

Ausgangspunkt einer Argumentation im Sinne des Lebensschutzes ist, dass alle von den liberalen Position vorgeschlagenen Kriterien und Vorgaben für einen Einschnitt immer mehr Menschen ausschließen als nur Embryonen. Alle denkbaren Einschnitte sind damit willkürlich und eine Art Selbstermächtigung gegenüber dem Anderen. Robert Spaemann argumentiert, dass der Gedanke der unantastbaren Menschenwürde es prinzipiell verbiete, auf der Grundlage – zwangsläufig willkürlicher – Vorgaben Kriterien dafür aufzustellen, welchen menschlichen Lebwesen Menschenrechte zukommen und welchen nicht. So wenig wie beispielsweise die Religion, die Hautfarbe oder die geistige Verfasstheit solche Kriterien sein dürften, so wenig dürften Kriterien wie Hirntätigkeit, eigenständige Lebensfähigkeit oder ein spezieller Entwicklungsstand Kriterien für die Zu- oder Aberkennung der Menschenrechte sein. Nehme man den Gedanken der Unbedingtheit und Unantastbarkeit der Menschenwürde ernst, dann dürfe das Zusprechen der Menschenrechte nicht von bestimmten Eigenschaften, sondern nur vom bloßen Menschsein abhängig gemacht werden. Alles andere würde Menschen zu Richtern über Menschen machen und Menschenrechte zu etwas, das beliebig zu- und aberkennbar ist. Die Argumentation Robert Spaemanns überzeugt noch immer, wenn sie auch bereits in den 1970er Jahren gedacht wurde. In der Zusammenschau bedeutet das nun nicht, dass es sich bei einer Anerkennung von Menschenwürde- und Menschrechtsstatus von Beginn an (Kernverschmelzung) nicht um eine „willkürliche" menschliche Setzung handeln würde. Diese ist letztlich unvermeidlich. Aber gerade weil die Entscheidung über Bedingungen für die Zu- oder Aberkennung der Menschenwürde gar nicht in den Bereich menschlichen Setzens fallen dürfte, muss sie menschlicher Willkür so weit entzogen werden wie möglich. Die Kernverschmelzung als frühest möglicher Zeitpunkt eines menschlichen Lebewesens ist in diesem Sinn „unhintergehbar", da zuvor ja noch gar kein Lebewesen der Gattung Mensch existiert, das den Status eines Menschenrechtssubjekts haben könnte.

Gegenpositionen als Argument für den Lebensschutz

Ernste Gegenentwürfe positionieren sich außerhalb einer Menschenwürde-Ethik. Das heißt, sie weisen die Menschenwürde als normatives Konzept und als Grund von Rechten und Pflichten zurück. Menschenrechte, so diese Position, seien tatsächlich nichts, was Menschen von Natur besitzen, sondern etwas, das ihnen von der Gesellschaft beziehungsweise dem Recht zugesprochen wird. Diese Position bekennt sich zur Willkür, die ihr damit auch umgekehrt leicht vorgeworfen werden kann. Einige sehr radikale Vertreter dieser Position argumentieren wie folgt: Wenn in den USA des frühen 19. Jahrhunderts Farbigen von der Gesellschaft und dem Recht aufgrund ihrer Hautfarbe keine Menschenrechte zugesprochen worden seien, dann hätten sie damals eben auch keine gehabt. Und heute verhalte es sich so mit menschlichen Embryonen.

Neben dieser radikalen Variante existiert das gleiche Argument auch in der Form eines Gesellschaftsvertrages, den alle Mitglieder einer Gesellschaft miteinander schließen. Die Frage, ob ein Wesen Rechte haben kann, hängt dann davon ab, ob es überhaupt ein eigenes Interesse daran haben kann, solche Rechte zu haben. Wo ein menschliches Wesen kein eigenes Interesse daran habe, beispielsweise nicht getötet zu werden, gebe es auch keine Grundlage dafür, es in die Vertragsgemeinschaft einzubeziehen. Beide Argumentationsweisen kann man auf die Frage bringen: Sind Menschenwürde und Menschenrechte etwas, das dem Menschen von Natur aus zukommt, oder sind sie etwas das ihm per Konvention zugesprochen wird?

Möglichkeiten einer gesetzlichen Regelung der Embryonenforschung

Wie man sieht, sind Auseinandersetzungen wie die über die verbrauchende Embryonenforschung oder die Abtreibung dadurch gekennzeichnet, dass hier miteinander unvereinbare Grundpositionen einander gegenüberstehen, die auf unterschiedlichen (philosophischen, religiösen oder biologischen) Voraussetzungen beruhen. Zunächst scheint sich für den Gesetzgeber hier ein Dilemma zu zeigen. Im Grunde ist der Staat zu „weltanschaulicher Neutralität" verpflichtet. Offenbar ist eine solche Neutralität in der biopolitischen Frage nach dem Lebensbeginn aber unmöglich. Zwar wird aus der Forderung nach weltanschaulicher Neutralität häufig von Verfechtern einer „Liberalisierung" gefolgert, dass der Staat in weltanschaulich umstrittenen Fragen, insbesondere der Bioethik, gar nichts regeln dürfe, sondern jedem all das erlauben müsse, was er von seinen jeweiligen Prämissen her für richtig hält. Diese Folgerung ist aber offenkundig falsch. Denn natürlich ist es nicht so, dass der Staat, wenn er beispielsweise die Vernichtung menschlicher Embryonen zulässt, dabei in irgendeiner Weise „weltanschaulich neutral" bleiben kann. Wenn bereits menschliche Embryonen Menschenrechte besäßen, dann dürfte der Staat ihre Vernichtung („Tötung", wie man dann sagen müsste) natürlich keinesfalls zulassen oder nur straffrei stellen – schon gar nicht zu Forschungszwecken. Was bleibt dem Gesetzgeber aber, um der Forderung nach weltanschaulicher Neutralität zu genügen? Der Weg, einfach alles zu erlauben, ist offenbar ebenso wenig gangbar wie ein politischer Kompromiss, der auf dem Ausgleich von Interessen beruht. Denn um Interessen geht es hier gerade nicht, sondern um ethische Grundpositionen, in denen es nur ein „Entweder-Oder" gibt: Entweder Ungeborene werden vom Recht als Menschenrechtssubjekte anerkannt oder sie werden es mit unterschiedlichen Abstufungen eben nicht. Gleichwohl heißt das nicht, dass die Forderung nach weltanschaulicher Neutralität überhaupt nicht erfüllbar ist. Es bleibt neben dem ausgehandelten Interessenkompromiss und der einfachen Entscheidung für oder gegen eine der Positionen immer noch eine dritte Möglichkeit: eine Regelungsoption, die hinsichtlich der unvereinbaren ethischen Grundpositionen indifferent ist. Anders gesagt: Der Gesetzgeber legt sich nicht auf eine der Positionen fest, sondern gestaltet das Recht derart, dass es mit jeder der unterschiedlichen Positionen vereinbar ist und verhält sich dann eben insofern „neutral". Ein Kompromiss dieses Zuschnitts ist im Gegensatz zum – auch ethisch problematischen – bloßen Formelkompromiss durchaus legitim.

Embryonenforschung und das Stammzellimportgesetz

In der Tat hat der deutsche Gesetzgeber diesen Weg 2002 im Hinblick auf die verbrauchende Embryonenforschung gewählt, als er das Stammzellimportgesetz formulierte. Der Kernpunkt des Gesetzes war die so genannte Stichtagsregelung, die nur den Import von Stammzelllinien beziehungsweise Stammzellen erlaubte, die vor dem In-Kraft-Treten der Importregelung bereits gewonnen waren. Ziel war dabei die Ermöglichung von Grundlagenforschung. Es handelt sich also um nicht mehr als eine Importregelung. Diese Regelung bezieht sich auf die Ergebnisse von Handlungen, die zum Zeitpunkt der Verabschiedung des Gesetzes schon in der Vergangenheit lagen. Das Gesetz gestattet in keiner Weise den Verbrauch oder die Vernichtung auch nur eines einzigen Embryos. Durch den festen Stichtag wird sogar jeder Anreiz ausgeschlossen, im Ausland eigens für den Export nach Deutschland neue humane embryonale Stammzelllinien herzustellen. Das Gesetz in seiner bis vor kurzem bestehenden Form war insofern mit jeder der Grundpositionen zum Status menschlicher Embryonen vereinbar. Wer die Position vertritt, es handele sich bei menschlichen Embryonen um Menschen mit Menschenwürde und Menschenrechten, konnte dem Stammzellimport unter der Bedingung des Stichtags zustimmen, da die – für ihn ethisch inakzeptable – Handlung immer schon in der Vergangenheit liegt und mithilfe des Stichtags der Anreiz vermieden wird, erneut derartige Handlungen zu vollziehen. Und wer die gegenteilige Position vertritt, kann dem Stammzellimport ja ohnehin zustimmen. Diese Überlegung zeigt, dass das Versagen eines Anreizes zur Gewinnung embryonaler Stammzelllinien der springende Punkt für die Kompatibilität des Gesetzes mit den verschiedenen Grundpositionen zum Status menschlicher Embryonen ist. In dem Moment, in dem solche Anreize, und sei es eben im Ausland, geschaffen werden, ist die Importregelung mit der Lebensschutzposition prinzipiell nicht mehr vereinbar. Das ist mit der erneuten Stichtagsverschiebung vom April 2008 geschehen (neuer Stichtag ist der 1.5.2007). Den Kritikern der Stichtagsverschiebung ist insofern zuzustimmen, als eine Verschiebung des Stichtags potenziellen Herstellern embryonaler Stammzelllinien im Ausland signalisiert, dass die vom deutschen Gesetzgeber verabschiedeten festen Stichtage eben offensichtlich nicht fest, sondern je nach Forschungsstand und Bedürfnissen der *scientific community* beweglich sind. Ob dieses Signal tatsächlich den Anreiz zur Herstellung embryonaler Stammzelllinien verstärkt, sei dahingestellt. Tatsache ist aber – auch hier ist den Kritikern Recht zu geben –, dass zumindest nicht ausgeschlossen werden kann, dass durch die Verschiebung des Stichtags solche Anreize geschaffen werden. Der Boden weltanschaulicher Neutralität wurde mit der im April erfolgten Stichtagsverschiebung jedenfalls verlassen.

Weiterführende Literatur

Joerden, Jan / Moos, Thorsten / Wewetzer, Christa (Hg.): Stammzellforschung in Europa (= Studien zur Ethik in Ostmitteleuropa, Bd. 13). Frankfurt/M. 2009
Schmidt, Ulf / Frewer, Andreas (Hg.): History and Theory of Human Experimentation. The Declaration of Helsinki and Modern Medical Ethics. Stuttgart 2007

8

Organe spenden – Organe zuteilen

In Medienberichten und medizinischen Fachdiskussionen wird immer wieder das Thema der Organknappheit und des bestehenden Missverhältnisses von Angebot und Nachfrage aufgegriffen. Durch Maßnahmen wie Lebendspende oder Inhouse-Kooperation kann dem Problem der Organknappheit bislang nicht begegnet werden. Zudem stehen Fragen nach den Kriterien einer gerechten Verteilung im Vordergrund der medizinethischen Überlegungen. Die aktuell herangezogenen Kriterien wie Dringlichkeit und Erfolgsaussicht sowie Parameter wie Lebenserhalt, Lebensqualität und Lebensalter sind jedoch weder als ethisch unproblematisch anzusehen noch sind sie bislang durch evidenzbasierte Standards belegt worden. Über die Organzuweisung hinaus stellen Fragen nach der gerechten Verteilung (Allokation) begrenzter Ressourcen eine grundsätzliche Aufgabe in der modernen Medizin dar. Die Folgen des demographischen Wandels und des Fortschritts in der Medizin stellen den Arzt heute in die Verantwortung hinsichtlich Finanzierbarkeit, möglicher Leistungsbegrenzungen (Rationierung) und Umverteilungen von Ressourcen (Reallokation).

Wie ernst es um das Thema der Organe steht, zeigt eindrücklich die Medialisierung der Organknappheit: Eine Niere stand zur Verfügung, um die gewetteifert wurde. Kommentierend war dann die Schlagzeile „Tod als ultimatives Spektakel" in der Presse zu lesen. Was war geschehen? 2007 wetteiferten in einer holländischen BNN-TV-Sendung schwer kranke Menschen, die auf ein Nierentransplantat angewiesen sind, um eine Niere. Wie in Kommentaren zur Sendung zu lesen war, hätten andere Betroffene um der winzigen Hoffnung willen auch an der Sendung teilgenommen. Aber dann stellt sich plötzlich heraus: Alles Show – alles Fake. Nicht ganz. Denn die Niere würde schon gebraucht. Aber die Spenderin ist eine Schauspielerin und die ist nicht bereit – und war es auch nie – ihre gesunde Niere zu spenden. Darf man so etwas? Es ging darum, auf den Mangel an Organen hinzuweisen, auf das Missverhältnis von Angebot und Nachfrage. Gleichzeitig sollte die Dringlichkeit durch das Leid der einzelnen Betroffenen vor Augen geführt werden. Aber zu welchem Preis? Ist das Entertainment auf Kosten von schwer kranken Menschen? Als Reaktion auf diese Show kam es zu großer Entrüstung und zu einer hitzigen Diskussion, ob so etwas erlaubt ist beziehungsweise wie man es rechtfertigen könnte.

Fakten zur Organtransplantation

1954 werden in den USA bei eineiigen Zwillingen durch Joseph E. Murray zum ersten Mal Nieren erfolgreich transplantiert. 1963 wird die weltweit erste Lunge durch James D. Hardy in Jackson (Missisippi, USA) transplantiert. 1966 transplantiert Richard Lillehei in Minneapolis, Minnesota, das weltweit erste Pankreas. 1967 wird in Kapstadt die weltweit erste erfolgreiche Herztransplantation durch Christiaan Barnard durchgeführt. Seit 1963 wurden in Deutschland knapp 100 000 Organe transplantiert, über 65 000 Nieren, mehr als 16 000 Mal eine Leber und mehr als 10 000 Mal ein Herz.

Derzeit warten in Deutschland 12 000 Menschen auf ein neues Organ. Dabei können jährlich nur etwa 4 700 Transplantationen durchgeführt werden. Als Organe für eine Transplantation kommen in Betracht: Herz, Lunge, Leber, Niere, Bauchspeicheldrüse und Darm. Für Patienten, die auf Herz, Leber oder Lunge warten, besteht keine Möglichkeit, die Wartezeit zu überbrücken. Zahlreiche Patienten müssen wegen massiver klinischer Verschlechterung von der Warteliste heruntergenommen werden oder sterben während der Wartezeit, weil ihnen nicht rechtzeitig ein Organ zur Verfügung gestellt werden kann. Mehr als 8 000 Patienten warten auf eine Niere, dreimal mehr als vermittelt werden können. Die Wartezeit beträgt fünf bis sechs Jahre. Dies ist eine lange Zeit mit schweren Strapazen, belastet mit in der Regel drei Mal wöchentlich Dialyse. Als Gewebe können gespendet werden: Haut, Herzklappen, Blutgefäße, Knochen, Hornhaut der Augen, Knorpel und Sehnen. Bei Leber und Niere kommt auch eine Lebendspende in Betracht. Der Anteil der Nierenlebendspenden an der Nierentransplantation ist erheblich. 2009 machte dieser mehr als ein Fünftel aus. Der Anteil der Lebendspenden an der Lebertransplantation fällt mit etwa 5% im Jahr 2009 deutlich geringer aus; dies hat nicht zuletzt auch klinische Gründe. Die Internetseiten der Deutschen Stiftung für Organtransplantation bieten gutes Informationsmaterial an (www.dso.de).

Klinisches Fallbeispiel – Organtransplantation

In einem Transplantationszentrum befinden sich drei Patienten mit fortschreitendem Leberversagen. Sie benötigen alle dringend ein Organ und stehen bei Eurotransplant auf der Warteliste: Erstens ein 45-jähriger Vater von noch schulpflichtigen Kindern mit Leberversagen nach Hepatitis-C-Infektion unbekannter Ursache mit guter Compliance. Zweitens ein 30-jähriger Schreiner, der infolge einer Leberzirrhose (wegen Alkoholabusus seit dem 12. Lebensjahr) seit längerem arbeitsunfähig ist. Der Patient ist seit 9 Monaten abstinent und verfügt über eine fragliche Compliance. Drittens ein 68-jähriger Antikhändler mit Leberzirrhose unbekannter Ätiologie, der von allen drei Kandidaten am längsten auf eine Transplantation wartet und über eine gute Compliance verfügt. Jeder der drei Patienten wird sterben, wenn er kein Organ erhält. Das Transplantationszentrum kann maximal einem der Patienten eine hohe Dringlichkeit zuweisen. Damit kommt der Betreffende ganz oben auf die Warteliste und erhält voraussichtlich bald ein Organ. Welche Kriterien sollten nun angewandt werden, um zu entscheiden, wer als hoch dringlich einzustufen ist? Bei der Beurteilung ist davon auszugehen, dass alle drei die gleiche medizinische Erfolgsaussicht haben.

Zweiteilung: Organspende – Organzuteilung

In Deutschland gilt eine klare Zweiteilung. Zum einen die Organspende. Hier ist ein unentgeltliches, altruistisches Geben von Organen sicherzustellen. Dafür ist eine Organisation notwendig. Zum anderen die Organzuteilung. Diese ist am Patienten orientiert auszurichten und wird von ärztlicher Selbstverwaltung getragen. Für die Organzuteilung in Deutschland, Österreich, Slowenien und Benelux ist die Stiftung Eurotransplant in Leiden zuständig. Um weitergehende Interessenskonflikte zu vermeiden, ist es durchaus sinnvoll, dass die Transplantationsmedizin in den Händen zweier verschiedener Organisationen bleibt, wie es derzeit auch in der Deutschen Transplantationsmedizin organisiert ist. Es zeichnet sich hier aber Konfliktpotenzial ab. Die EU-Richtlinie zur Qualität und Sicherheit von Organtransplantationen sieht mehr Solidarität bei Organspenden vor. Entsprechend sollen für Transplantationen künftig mehr Spenderorgane aus dem EU-Ausland zur Verfügung stehen. Bislang werden in der EU maximal 20% aller Organe außerhalb des Ursprungslandes übertragen. Die EU-Richtlinie sieht vor, diese Quote zu steigern und gleichzeitig Qualität und Sicherheit von Organtransplantaten zu verbessern. Ziel dieser Maßnahme ist es, vor allem die Staaten in Mittel- und Osteuropa zu unterstützen. Auch sie sollen Anschluss an das hohe Niveau in der Transplantationsmedizin finden. Zudem soll durch die grenzüberschreitende Zusammenarbeit dem Organmangel begegnet werden.

Wie wird ein Organ gespendet?

Wenn ein Patient nicht mehr gerettet werden kann und der Hirntod eintritt, wird die Deutsche Stiftung Organtransplantation verständigt. Daraufhin werden die rechtlichen und medizinischen Voraussetzungen einer möglichen Organspende geklärt: Zunächst müssen zwei Ärzte unabhängig voneinander den Hirntod feststellen. Danach wird geprüft, ob ein Organspendeausweis vorliegt. Andernfalls wird ein Gespräch mit den Angehörigen geführt. Ziel ist es dabei zu einer Entscheidung hinsichtlich einer Organspende zu kommen. Im Falle einer möglichen Organspende werden nun medizinische Untersuchungen durchgeführt. Die Deutsche Stiftung Organtransplantation veranlasst dazu Laboruntersuchungen, um unter anderem Blutgruppe, Gewebemerkmale (so genannte HLA-Typen) und übertragbare Krankheiten festzustellen. Während der Zeit bis zur Entnahme wird der gestorbene Mensch zur Funktionserhaltung der übertragbaren Organe weiterhin künstlich beatmet und sein Blutkreislauf durch intensivmedizinische Maßnahmen aufrechterhalten. Die gewonnenen Labordaten werden von der Deutschen Stiftung Organtransplantation zu Eurotransplant nach Leiden geschickt. Jetzt kann die Suche nach geeigneten Empfängern beginnen. Dann können Spenderorgane vermittelt werden. Die entsprechenden Transplantationszentren (das sind von den Landesregierungen für die Transplantation der gespendeten Organe zugelassene Kliniken) werden von Eurotransplant informiert. Die Empfänger werden benachrichtigt. Nun organisiert die Deutsche Stiftung Organtransplantation die Organentnahme und den Transport. Dies erfolgt in Absprache mit Krankenhaus und Transplantationszentren. Die entnommenen Organe werden konserviert und rasch zu den Transplantationszentren gebracht. Dort werden die Organe implantiert und die transplantierten Patienten anschließend nachbehandelt. Es ist möglich, dass die Empfänger über die Deutsche Stiftung Organtransplantation einen anonymen Dankesbrief an die Angehörigen senden.

Kriterien der Organspende

Gesetzliche Voraussetzung der postmortalen Organspende ist der irreversible Ausfall des ganzen Gehirns (§ 3 Abs. 2 Transplantationsgesetz). Hierzu muss der Hirntod von zwei unabhängigen und qualifizierten Ärzten festgestellt werden. Die Bundesärztekammer hat hierzu in Richtlinien zur Feststellung des Hirntodes (Dritte Fortschreibung 1997 mit Ergänzungen gemäß Transplantationsgesetz, TPG) die entsprechende Diagnostik erklärt. Hirntod wird hier definiert als Zustand der irreversibel erloschenen Gesamtfunktion des Großhirns, Kleinhirns und Hirnstamms. Die Herz-Kreislauf-Funktion wird durch kontrollierte Beatmung aufrechterhalten. Um das Organ entnehmen zu können, muss eine Einwilligung vorliegen. Entweder hat sich der Betroffene zu Lebzeiten dahingehend geäußert, ob er nach seinem Tod ein Organ spenden möchte (Organspendeausweis), oder die Angehörigen werden nach dem mutmaßlichen Willen des Betroffenen gefragt (erweiterte Zustimmungslösung).

Hirntoddiagnostik

Als Voraussetzung muss eine primäre (direkt) oder sekundäre (indirekte) Hirnschädigung vorliegen. Zusätzlich sind klinische Symptome wie Koma, fehlende Reflexe des Hirnstammes (Areflexie) oder Atemstillstand (Apnoe) festzustellen. Bei der Diagnose des Hirntodes geht es um den Nachweis einer nicht umkehrbaren Schädigung des Hirns. Hierfür muss der Patient eine bestimmte Zeit lang beobachtet werden. Bei einer primären Hirnschädigung, also einer direkten Hirnschädigung im Bereich oberhalb des Kleinhirns und Hirnstamms (supratentoriell), sind Kinder über zwei Jahre und Erwachsene zwölf Stunden lang zu beobachten. Liegt eine sekundäre Hirnschädigung vor, das heißt eine Hirnschädigung als Folge einer anderen körperlichen Schädigung (beispielsweise infolge eines Herzinfarktes) beträgt die Beobachtungszeit 72 Stunden. Unabhängig von den Ursachen sind Neugeborene 72 Stunden und Kinder unter zwei Jahren 24 Stunden zu beobachten. Bei der Hirntoddiagnostik können neben der Beobachtungszeit auch noch ergänzende apparative Untersuchungen einbezogen werden. Dabei stehen alternativ zur Verfügung: erstens das Null-Linien-EEG, das bei infratentorieller Hirnschädigung und bei Kindern bis zum vollendeten zweiten Lebensjahr obligatorisch ist; zweitens erloschene evozierte Potenziale (allerdings nur bei supratentorieller und bei sekundärer Hirnschädigung); drittens der Nachweis eines zerebralen Zirkulationsstillstands. Alle drei erhärten sofort die Diagnose des Hirntodes. Zur Feststellung des Hirntodes kann ein Protokoll hilfreich sein, das den Richtlinien zur Festlegung des Hirntodes des Wissenschaftlichen Beirats der Bundesärztekammer folgt.

Kriterien der Organzuteilung

Erstes Kriterium der Organzuteilung, welches von Eurotransplant vorgenommen wird, ist die Dringlichkeit. Um sie zu bestimmen, werden die Parameter Lebenserhalt, Lebensqualität und Lebensalter berücksichtigt. Diese Parameter sind jedoch nicht frei von moralischen Problemen. Wie will man beispielsweise ethisch begründen, dass für die Entscheidung der Dringlichkeit zuerst die Lebenserhaltung im Vordergrund steht? Man könnte ja durchaus auch Argumente dafür finden, dass sich die Vergabe von Organen an der Verbesserung der Lebensqualität orientieren soll oder dass eine Vergabe an Jüngere sinnvoller wäre als an Alte. Zudem ist kritisch zu bemerken, dass hier harte wissenschaftliche Kriterien im Sinne evidenzbasierter Standards meist nicht zum Tragen kommen. Dafür fehlen entsprechende Studien. Das zweite Kriterium von Eurotransplant ist die Erfolgsaussicht. Damit ist nicht nur der medizinische Erfolg im Sinne der Organannahme gemeint. Vielmehr leitet sich hieraus auch die Frage ab: Wie ist der wirtschaftliche Nutzen einer Transplantation zu beurteilen? Diese Frage ist ethisch bedeutsam, wenn man die zu erwartenden arbeitsfähigen Lebensjahre hervorhebt. Liegt eine selbst verschuldete Krankheit vor (wie es beispielsweise bei einer Leberzirrhose der Fall sein kann)? Und umgekehrt: Wie kann wirklich der Nachweis erbracht werden, dass eine Krankheit selbst verschuldet ist? Was sagen die Studien, vor allem in Bezug auf die Frage nach dem Verlauf? Grundsätzlich stellt sich die Frage, wie die Zuverlässigkeit der Kriterien geprüft wurde. Sind die Richtlinien formalisiert genug? Sind die Eingriffe rechtlich klar geregelt? In Bezug auf all diese Fragen sind die einzelnen Organisationen gefordert, die Datenlage zu verbessern (Eurotransplant, Deutsche Stiftung Organtransplantation, Transplantationszentren), um die Zuweisung von Organen nachvollziehbar und transparent zu machen und sie damit letztlich gerecht zu gestalten.

Mangel an Organen

In der öffentlichen Debatte, wie man dem Mangel an Organen begegnen könnte, wird immer wieder die Einführung der so genannten Widerspruchsregelung diskutiert. Anders als derzeit in Deutschland geregelt, würde bei der Widerspruchsregelung kein Organspendeausweis die Spendebereitschaft festlegen, sondern jeder wäre zunächst von vornherein als möglicher Spender registriert. Erst bei Einlegen eines Widerspruchs würde dieser Status entfallen und es würden keine Organe entnommen werden. Bei Fehlen einer Widerspruchserklärung stünde der Organentnahme nichts im Weg. In Österreich, wo die Widerspruchsregelung gilt, kam es in der Praxis allerdings zu keiner nennenswerten erhöhten Verfügbarkeit von Organen. In Deutschland gilt aktuell die so genannte erweiterte Zustimmungslösung. Demnach muss der Organspender selbst vor seinem Tod zugestimmt haben. In einem Organspendeausweis kann man diese Zustimmung zu Lebzeiten festhalten. Hierbei ist zu beachten, dass man ab dem 14. Lebensjahr einer Organspende widersprechen kann. Ab dem 16. Lebensjahr kann man sich dafür entscheiden, Organe zu spenden. Liegt keine Zustimmung vor, müssen die unmittelbaren Angehörigen gefragt werden und mit der Organentnahme einverstanden sein. Dabei haben sich die Angehörigen nach dem mutmaßlichen Willen des Betroffenen zu richten. Eine weitere Möglichkeit, mehr Organe zur Verfügung zu haben, stellt die Lebendspende dar. Diese hat große Bedeutung bei der Nieren- und bei der Lebersegmentspende. Allerdings darf eine Lebendspende nur dann erfolgen, wenn kein anderes Organ – beispielsweise von Eurotransplant – vorhanden ist und die Spende von einem dem Betroffenen unmittelbar nahe stehendem Menschen (Verwandte und enge Freunde) gezielt erfolgt. Man spricht hier vom Modell der Eigenverantwortung (Subsidiaritätsmodell). Die Lebendspende ist deshalb so strikt geregelt, weil man den möglichen Schaden des Spenders als Gefahr berücksichtigen muss. Ein Arzt könnte bei dieser Form der Entnahme einem gesunden Menschen durch eine an sich vermeidbare Operation Schaden zufügen.

Eine weitere Möglichkeit, dem Mangel an Organen zu begegnen, ist in der so genannten Inhouse-Koordination begründet. Derzeit führt die Deutsche Stiftung Organtransplantation (DSO) in Krankenhäusern mit höherem Spenderpotenzial ein Projekt zur Förderung der Organspende durch. Dabei soll durch Verbesserungen in der Koordination jede Möglichkeit zur Organspende im Krankenhaus unter den gültigen rechtlichen und ethischen Rahmenbedingungen erkannt und verfolgt werden. Daneben sollen im Krankenhaus die organisatorischen und personellen Voraussetzungen geschaffen werden, die eine raschere Hirntodfeststellung sowie die Umsetzung der Organspenden mit hoher Funktionsqualität der Organe ermöglichen. Dabei stellt sich jedoch derzeit die Frage, inwieweit finanzielle Vergütungen und Entschädigungen für die betreffenden Krankenhäuser ausreichend sind, um den Aufwand zu rechtfertigen. Abschließend ist daher festzuhalten, dass ein nachhaltiger Einsatz für die Spendebereitschaft in der Bevölkerung unerlässlich ist, wenn man dem Mangel an Organen erfolgreich begegnen will.

Wie verteile ich gerecht? – Die begrenzten Ressourcen in der Medizin

Die am Beispiel der Organtransplantation angesprochenen Fragen berühren grundsätzliche Fragen der Verteilungsgerechtigkeit (Allokation) medizinischer Versorgungsmittel. Diese Verteilungsfragen stellen sich vor allem angesichts des unaufhaltbaren medizinischen Fortschritts zum einen und der demographischen Entwicklung zum anderen. Diagnose und Therapie werden immer fortschrittlicher, aber auch immer teurer. Zugleich wird der Anteil älterer Menschen immer höher. Denn die Lebenserwartung steigt zunehmend, die Geburtenrate sinkt aber. Sinkenden Einnahmen stehen dadurch immer höhere Ausgaben in der medizinischen Versorgung gegenüber. Wie können die knappen Mittel nun gerecht verteilt werden? Diese Frage stellt sich bei der Vergabe von Organen im Rahmen der Transplantationsmedizin, sie stellt sich aber auch generell in unserem medizinischen Versorgungssystem. So sind bei der zentralen Aufgabe, die Gesundheit des Versicherten zu erhalten, sie wiederherzustellen oder den Gesundheitszustand zu bessern (§ 1 SGB V), Kostenaspekte einzubeziehen (§ 139 SGB V). Hierbei stellt sich die grundsätzliche Frage, ob es gerechter ist allen Bürgern einen begrenzten Zugang zu wichtigen Gesundheitsleistungen zu ermöglichen als einem Teil der Bevölkerung unbegrenzten Zugang zu allen verfügbaren Leistungen zu geben. Dabei können verschiedene Möglichkeiten unterschieden werden. Es könnte die Effizienz gesteigert werden. Dies setzt voraus, dass es Wirtschaftlichkeitsreserven in der Medizin gibt, die effizienter genutzt werden müssten. Mit Wirtschaftlichkeitsreserven sind letztlich Einsparmöglichkeiten in der gesetzlichen Krankenversicherung (GKV) gemeint. Durch Maßnahmen wie die Begrenzung der Anzahl von Leistungserbringern, eine stärkere Verzahnung der ambulanten und stationären Versorgung, durch Vermeidung von Doppel- und Mehrfachuntersuchungen, den Abbau von Kapazitäten im stationären Bereich und eine strenge Ausrichtung der Leistungserbringung an der medizinischen Notwendigkeit sollen diese Einsparmöglichkeiten ausgeschöpft werden. Dabei ist allerdings fraglich, ob eine Effizienzsteigerung allein Mittelknappheit ausgleichen kann. Eine andere Möglichkeit besteht darin, dass die zur Verfügung stehenden Mittel im Gesundheitssektor erhöht werden. Mit solchen Erhöhungen auf der einen Seite würde aber eine Begrenzung der Mittel in anderen öffentlichen Bereichen, wie zum Beispiel im Bereich Bildung, einhergehen. Derartige Begrenzungen würden unter Umständen wiederum negative Auswirkungen auf die Gesundheit haben und wären dann ethisch nicht vertretbar. Es stellt sich also die grundsätzliche Frage, wie viel man für die Gesundheitsversorgung im Vergleich mit anderen Gütern auszugeben bereit ist. In einem solidarisch finanzierten Gesundheitssystem sind letztlich Ausgaben zu beschränken. Dabei können Leistungen begrenzt werden (Rationierung). Dies kann entweder explizit oder implizit erfolgen. Unter expliziter Rationierung versteht man beispielsweise die Begrenzung durch Leistungsausschluss; dabei können auch Versorgungsprioritäten berücksichtigt werden. Diese Form der Leistungsbegrenzung entlastet die Patient-Arzt-Beziehung, da sie oberhalb dieser entschieden wird. Bei der impliziten Rationierung entscheidet der Leistungserbringer innerhalb der Beziehung zu seinem Patienten. Schließlich können Ausgaben beschränkt werden, in dem es zu einer Umverteilung der Ressourcen kommt (Reallokation), wie diese beispielsweise im Gesundheitsfond erfolgte. Der immer wieder stark kritisierte Fonds ist streng solidargemeinschaftlichen Überzeugungen verpflichtet. Alle Versicherten der gesetzlichen Krankenversicherungen zahlen den gleichen Beitragssatz in einen zentral verwalteten Topf. Hinzu kommen die Beiträge der Arbeitgeber und Steuermittel. Aus dem Topf erhalten die Krankenkassen dann eine bestimmte Pauschale pro Patient. Allerdings richtet sich diese wiederum nach einem – durchaus kritisch zu sehenden – am Krankheitszustand (Morbidität) orientierten Risikostrukturausgleich (RSA). Durch den Fonds fließen Mittel aus wirtschaftlich starken Regionen in wirtschaftlich schwächere ab.

Konfliktfelder der Verteilungsgerechtigkeit in der Praxis

Anhand des folgenden klinischen Fallbeispiels kann noch einmal verdeutlicht werden, welche ethischen Fragen sich hinsichtlich der gerechten Verteilung von Ressourcen in der Praxis stellen: Die 19-jährige Tanja lässt sich in einem Piercingstudio ihren lang ersehnten Wunsch nach einem Bauchnabelpiercing erfüllen. Endlich kann sie nun bauchfrei tragen und muss sich dabei nicht mehr so nackt fühlen. Doch mit dem Piercing hat Tanja wenig Freude: Die Wundstelle infiziert sich und sie entwickelt wenige Tage später auch noch eine heftige Kontaktallergie. Tanja begibt sich daraufhin zu dem Allgemeinarzt Dr. Sommer, der sie behandelt. In den nächsten Wochen sucht Tanja immer wieder Dr. Sommer auf, da die Wunde an ihrem Bauchnabel nicht heilen will. Dr. Sommer erklärt Tanja, dass wegen Bewegung und Reibung auf Höhe des Bauchnabels die Wundheilung verzögert ist. Er klärt Tanja auf, dass sich mittlerweile am Bauchnabel eine wulstartige Narbe (Keloid) entwickelt hat. Tanja ist entsetzt. Wie soll sie nun bauchfrei tragen? Dr. Sommer empfiehlt ihr einen plastischen Chirurgen, der das wieder in Ordnung bringen kann. Aus einem kleinen Eingriff, der die Schönheit noch vervollkommnen sollte, entstehen so deutlich spürbare Folgekosten. Wer soll diese nun aber tragen? Die Bundesregierung empfiehlt den Krankenkassen in dem seit 1. April 2007 in Kraft getretenem „Gesetz zur Stärkung des Wettbewerbs in der gesetzlichen Krankenversicherung", ihre Versicherten an Folgekosten für medizinisch nicht notwendige Maßnahmen angemessen zu beteiligen. Ist das aber gerecht? Können Patienten wie Tanja dafür verantwortlich gemacht werden, dass sie derartige Folgen ihres Handelns nicht selbst abschätzen konnten? Ist so ein Vorgehen zumutbar? Nach den Prinzipien der sozialen Gerechtigkeit müssen Benachteiligungen dann ausgeglichen werden, wenn diese unverdient sind: Die Solidargemeinschaft beteiligt sich an den Kosten der Gesundheitsleistungen, die der Einzelne nicht selbst finanzieren kann. Entsprechend funktioniert (noch) unser System der Gesetzlichen Krankenversicherung. Soll im Fall von Tanja nun die Solidargemeinschaft all die Folgekosten für das Piercing übernehmen – einschließlich der plastischen Narbenkorrektur? Wo sollte gegebenenfalls eine Grenze festgemacht werden und an welchen Kriterien sollte diese Grenze sich orientieren? Sollte jeder als Mitglied der Solidargemeinschaft verpflichtet sein auf die Erhaltung seiner Gesundheit Acht zu geben? Analog könnte man bei Tabak- oder Alkoholkonsum sowie auch bei Risikosportarten wie Downhill-Mountainbiking oder Paragliding argumentieren.

Weiterführende Literatur

Rauprich, Oliver / Marckmann, Georg / Vollmann, Jochen (Hg.): Gleichheit und Gerechtigkeit in der modernen Medizin. Paderborn 2005
Schöne-Seifert, Bettina / Buyx, Alena / Ach, Johann S. (Hg.): Gerecht behandelt? Rationierung und Priorisierung im Gesundheitswesen. Paderborn 2006

Sexuelle Identität –
Diskriminierung und Stigmatisierung

Verständnis und Umgang der Medizin mit menschlicher Sexualität und individueller sexueller Identität stellen einen grundlegenden Bereich medizinethischer Reflexion dar. Im Vordergrund der Diskussion steht dabei insbesondere die Achtung der Menschenwürde und zwar im Kontext des medizinischen Umgangs mit der sexuellen Identität des Einzelnen. Aus Sicht der Medizinethik ist die Achtung der Menschenwürde als zentrale Aufgabe ärztlichen Handelns anzusehen, die ihre Konkretisierung vor allem durch die Wahrung und den Schutz der Selbstbestimmung des Einzelnen erfährt.

Diskriminierung und Stigma – Begriffsklärung

Der Begriff „Stigma" kommt ursprünglich aus dem Griechischen und meint weiter gefasst „Mal" oder „entehrendes Kennzeichen". „Diskriminierung" (vom lateinischen *discriminare*: abtrennen) hat eine abwertende Bedeutung und meint den Vorgang, durch den jemand aus einer Gruppe ausgesondert wird. In der Forschung werden drei Formen der Diskriminierung, vor allem von Menschen mit psychischen Störungen, unterschieden: Strukturelle Diskriminierung ist die Diskriminierung gesellschaftlicher Teilgruppen; individuelle Diskriminierung meint konkrete diskriminierende Handlungen und Verhaltensweisen gegen den Einzelnen; Diskriminierung infolge von Selbststigmatisierung meint ein gegen sich selbst gerichtetes Verhalten. Die Folgen jeder dieser drei Formen von Diskriminierung können für den Betroffenen fatal sein: Selbstwertgefühl und subjektives Befinden werden beeinträchtigt, was wiederum zum Auftreten psychischer Krankheitssymptome und zur Beeinträchtigung der sozialen Funktionsfähigkeit führt.

Stigmatisierung und Diskriminierung von Homosexualität

Der gesellschaftliche Umgang mit Homosexualität war in der Geschichte – wie auch ein Rückblick in die Zeit des Nationalsozialismus zeigt – von einer diskriminierenden und stigmatisierenden Haltung geprägt. Und auch heute steht Homosexualität keineswegs gleichberechtigt und vorurteilsfrei neben Heterosexualität. Circa 5–10% der weltweiten Bevölkerung sind homosexuell und werden als Minderheit diskriminiert. Man spricht dabei von Homophobie, einer gegen Schwule und Lesben gerichteten individuellen und sozialen Abneigung, der Homosexuelle von Seiten der Gesellschaft ausgesetzt sind. Diese im sozialen Umfeld erlebte Abneigung führt nicht selten zur Internalisierung der Homophobie, die zu negativen Gedanken, Bildern und Gefühlen über die eigene Sexualität führt und ausgeprägt selbstdestruktiv wirkt. Zwar ist vielerorts eine positive Entwicklung hinsichtlich der juristischen Lebenssituation festzustellen, doch ist diese keineswegs gleichbedeutend mit gesellschaftlicher Akzeptanz. So sind beispielsweise gleichgeschlechtliche sexuelle Beziehungen unter Erwachsenen in Deutschland seit 2001 mit dem Gesetz über eingetragene Lebenspartnerschaften gesetzlich anerkannt; Beziehungen oder Eheschließungen zwischen Homosexuellen stoßen jedoch auch weiterhin in vielen Lebensbereichen – zum Beispiel bei der Wohnungssuche oder an manchen Arbeitsplätzen – auf Diskriminierung und Ablehnung. Die strukturelle Diskriminierung in Form von Ausgrenzungen oder Angriffen wird häufig in Medienberichten – beispielsweise im Zusammenhang mit Orten wie dem professionellen Fußball – thematisiert. Dabei können Diskriminierungen – auf dem Boden homophober Konfrontationen – psychisch wie somatisch gewaltsam sein und entsprechend traumatisch erfahren werden. Im Zusammenhang mit gesellschaftlicher Diskriminierung ist zudem festzustellen, dass dort, wo öffentliche verbale Angriffe auf Homosexuelle seltener anzutreffen sind, zunehmend über Homosexualität geschwiegen wird. Dieses Schweigen darf jedoch keinesfalls als Ausdruck von Akzeptanz und Vorurteilsfreiheit missgedeutet werden; vielmehr ist Skepsis gegenüber einem sich einzustellenden Wandel hin zu wertschätzender Begegnung mit Homosexuellen angebracht. Unter derartigen gesellschaftlichen Voraussetzungen stellt es für viele Homosexuelle eine große Herausforderung dar, auf dem langen Weg des Erkennens und Akzeptierens der eigenen Homosexualität (Coming-out) ihre Identität in ihrem jeweiligen sozialen und beruflichen Umfeld zu behaupten und zu verwirklichen. Diese Einschränkung von Selbstverwirklichung steht in einem grundsätzlichen Konflikt mit der Wahrung der Menschenwürde von Homosexuellen. Denn die Wahrung der Menschenwürde erfährt ihre Verwirklichung durch einen respektvollen, vorurteilsfreien und wertschätzenden Umgang mit dem Gegenüber; einen Umgang, der dem Einzelnen das Recht auf Selbstverwirklichung unabhängig von seiner sexuellen Identität zugesteht.

Homosexualität in der Medizin – Seelische Traumatisierung

Aus Sicht der Medizin und Psychologie galt Homosexualität lange als psychische Erkrankung und wurde pathologisch als „Perversion", „Deviation" und „sexuelle Abweichung" beschrieben. Von Seiten der Psychoanalyse wurde die Position vertreten, dass es sich bei Homosexualität um eine Fixierung auf einer frühen Stufe der psychosexuellen Entwicklung handle. Aufgrund dieses allgemeinen krankheitsbezogenen Verständnisses (Pathozentrik) von Homosexualität wurden verschiedene therapeutische Ansätze – wie Hormonbehandlungen oder so genannte Aversionstherapien – entwickelt, welche darauf abzielten, die gleichgeschlechtliche Orientierung von Homosexuellen zu verändern oder gleichgeschlechtliches Sexualverhalten negativ zu besetzen. Die Wirksamkeit derartiger therapeutischer Ansätze konnte dabei weder in Untersuchungen belegt werden, noch kam es – in der Regel – zu den angestrebten Veränderungen der sexuellen Orientierung. Die Betroffenen wurden vielmehr meist in erheblichem Ausmaß psychisch und physisch traumatisiert. So zeigten viele Behandelte als Folge der Therapieversuche ängstliche und depressive Symptome bis hin zu einer erhöhten Suizidalität. Erst im Zuge allgemeiner Bestrebungen der Entpathologisierung wurde Homosexualität als individuelle sexuelle Orientierung und nicht länger als psychische Störung angesehen und aus den operationalisierten diagnostischen Klassifikationssystemen (DSM-III-R, 1987, und ICD-10, 1992) herausgenommen. Allerdings bestimmen zum Teil noch heute – so beispielsweise im Bereich der Psychoanalyse – psychopathologische Erklärungsansätze das Verständnis von Homosexualität.

Konversionstherapien

Für viele Homosexuelle kommt es in der Anfangsphase ihrer sexuellen Identitätsentwicklung im Zuge der Auseinandersetzung mit ihrer Homosexualität zum Konflikt mit verinnerlichten – familiären, gesellschaftlichen oder religiösen – Werten und Normen. Dem Ausleben der eigenen Gefühle und Neigungen steht die Angst gegenüber, aus der Familie oder einer Gemeinschaft ausgestoßen zu werden. Dieser Konflikt kann zur Selbstzuweisung von Schuld am Anderssein führen und bis zur „Selbststigmatisierung" im Sinne einer Verinnerlichung von homosexuellenfeindlichen Einstellungen (internalisierte Homophobie) reichen. In diesem Zusammenhang ist es wichtig festzuhalten, dass jede Form von Homophobie und Diskriminierung – mag diese nun individuell, strukturell oder gegen sich selbst gerichtet („Selbststigmatisierung") sein – für den Diskriminierten gravierende Folgen für Selbstwertgefühl und subjektives Befinden hat. Nicht wenige Homosexuelle suchen daher im Zuge ihres Konfliktes mit der Umwelt nach Coping-Strategien und therapeutischer Unterstützung. Von einigen Gruppen und Organisationen, vorwiegend mit religiösem Hintergrund, sowie von einigen Therapeuten werden hierfür sogenannte „Konversionstherapien" oder „sexuelle Reparationstherapien" angeboten. Die Vertreter dieser therapeutischen Ansätze versuchen veraltete und empirisch nicht belegte psychoanalytische Theorien mit verhaltenstherapeutischen Verfahren zu verbinden. Inhaltlich basieren diese Methoden auf der Annahme, dass es sich bei Homosexualität nicht um eine angeborene sexuelle Orientierung, sondern um eine „Entwicklungsstörung" beziehungsweise eine „Krankheit" handelt. Bislang konnten keine gesundheitsförderlichen Effekte für Konversionstherapien belegt werden; schädliche Konsequenzen im Sinne cincr Vcrstärkung dcr ursprünglichen psychischen Problematik sind jedoch vielfach belegt. Dies macht die Konversionstherapien insofern ethisch inakzeptabel oder zumindest sehr fragwürdig, als die ethischen Grundsätze für das therapeutische Handeln – nicht schaden (*non-maleficience*) und nützen (*beneficience*)– nicht geachtet werden. Vertreter dieser Anschauungen weisen darauf hin, dass die Betroffenen selbst den Wunsch beziehungsweise das Therapieziel der Heterosexualisierung angeben. Mit Heterosexualisierung ist dabei eine Änderung des gleichgeschlechtlichen Sexualverhaltens und der homosexuellen Orientierung hin zur Heterosexualität gemeint. Hierzu ist kritisch zu sagen, dass derartige Therapiemotivationen nicht als freiwillig anzusehen sind. Denn sie haben sich erst als Folge der gesellschaftlichen Diskriminierungen und Zwänge entwickelt, die zur Verinnerlichung von homophoben Gefühlen und Selbstbezügen geführt haben. Dadurch, dass Konversionstherapien den Therapiewunsch „Heterosexualisierung" nicht hinterfragen und die verinnerlichte Homophobie noch befördern, setzen sie die bereits in der Umwelt erlebte Diskriminierung und Stigmatisierung von

Homosexualität als Krankheit fort und bestärken die Betroffenen in der Entwicklung eines negativen Bezugs zu ihrer sexuellen Identität. Die negativen Folgen in Form schwerer psychischer Traumatisierungen werden dabei wider besseres Wissen in Kauf genommen. Aus diesem Grund erscheint es fragwürdig von Konversionstherapien als Therapien im eigentlichen Sinn zu sprechen, da sie letztlich aus ethischer Sicht als menschenunwürdig abzulehnen sind.

Unterstützende therapeutische Ansätze

In Abgrenzung zu den Konversionstherapien wurden in den letzten Jahren affirmative therapeutische Ansätze (*gay affirmative therapy*) entwickelt, die auf die Bearbeitung von Konflikten im Rahmen der sexuellen Identitätsentwicklung abzielen. Dabei werden die spezifischen Bedürfnisse und Lebensumstände der Betroffenen berücksichtigt und es wird eine vorurteilsfreie und annehmende Grundhaltung gegenüber Homosexualität bezogen. Neben Wahrung der alten Grundsätze des Nutzens und Nicht-Schadens ist hier eine Ethik des Umgangs mit dem Anderssein verwirklicht, welche die Verwirklichung der Selbstbestimmung ermöglicht und somit die Achtung der Menschenwürde gewährleistet. Seit einigen Jahren gibt es erfreulicherweise auch eine modernere Tendenz in der psychoanalytischen Literatur zur Homosexualität. Dies kann allerdings nicht darüber hinwegtäuschen, dass in einem größeren Teil der psychoanalytischen Praxis bis heute kein aufgeklärtes, wertschätzendes und einfühlendes Verständnis für Homosexualität aufgekommen ist. In der Regel kommt es zu einem psychoanalytischen Kontakt mit Homosexuellen, wenn diese krank sind, zum Beispiel an einer affektiven Störung wie einer Depression leiden. Der gesunde Homosexuelle wird in der Regel keinen Psychotherapeuten aufsuchen. Insofern gewinnt der Psychoanalytiker sein Wissen über Homosexuelle am Bild des kranken Homosexuellen. Ein weiteres Problem ist, dass die Auseinandersetzung mit Homosexualität in der medizinischen und psychotherapeutischen Ausbildung kaum eine Rolle spielt. Überhaupt kommt man in der universitären Medizin nur selten auf Sexualität zu sprechen und hat zu großen Teilen bis heute nicht die Bedeutung einer eigenständigen Sexualwissenschaft innerhalb der Medizin erkannt. Letztlich führt dies auch dazu, dass moderne begrüßenswerte theoretische Ansätze nur in geringem Umfang in der deutschen Literatur diskutiert werden. In der Zusammenschau erscheint es daher nicht als überflüssig, die Gleichberechtigung und Wertschätzung von Homosexuellen einzufordern und Homosexualität als eine natürliche, der Heterosexualität gleichwertige Variante sexueller Orientierung anzusehen; vielmehr ist dies eine zentrale und ethisch wertvolle Aufgabe.

Transsexualität und pathologisches Verständnis

Vorbemerkung: Viele Betroffene lehnen den Begriff „Transsexualität" ab, da er eine Störung in der Wahl des Sexualpartners suggeriert. Sie sprechen daher lieber von Transidentität oder Transgender. Da diese Begriffe jedoch auch Menschen umfassen, die sich zwischen den Geschlechtern befinden und sich nicht vollständig einem Geschlecht zugehörig fühlen, werden zur Vermeidung von Unklarheiten im Folgenden nur die Begriffe „Transsexualität" und der „Transsexuelle" verwendet. Zur Vermeidung von Sprachverwirrungen wird zudem nicht näher auf das Geschlecht von Transsexuellen (weder auf das biologische noch auf das angestrebte) eingegangen.

Transsexuelle waren und sind weitreichenden sozialen Diskriminierungen ausgesetzt. Das Ausleben von Transsexualität durch äußerliche Angleichung galt lange Zeit als unseriös und moralisch verwerflich und wirkte sich auf den gesellschaftlichen Status der Betroffenen aus. Viele Transsexuelle konnten nur im Rotlicht-Milieu Arbeit finden, wodurch sich die negative Sichtweise von Transsexualität in der Gesellschaft verfestigte. Aus medizinischer Sicht wurde Transsexualität bis in die 1970er Jahre als „Perversion" klassifiziert, was in vielen Fällen zur Zwangshospitalisierung der Betroffenen führte. Heute wird Transsexualität in den internationalen diagnostischen Klassifikationssystemen (ICD-10 und DSM-IV) der Gruppe der „Störungen der Geschlechtsidentität" zugeordnet. Von vielen betroffenen Transsexuellen wird diese Definition als diskriminierend und unzutreffend angegriffen, da es sich bei Transsexualität um ein Anderssein und nicht um eine Krankheit handle und ein psychopathologisches Verständnis dazu führe, dass mangelnde Akzeptanz und Diskriminierungen von Transsexuellen in der Gesellschaft weiter bestehen bleiben. In Hinblick auf einen menschenwürdigen Umgang mit Transsexuellen ist hier ein wesentlicher Bereich berührt, da ab dem Moment der Pathologisierung die sexuelle Identität nicht mehr als Normvariante anerkannt wird und sich weitreichende Konsequenzen in Form von Ausgrenzungen und Stigmatisierungen für die Betroffenen ergeben. Zur Ausbildung eines positiven Selbstbezugs ist es für transsexuelle Menschen von großer Bedeutung, ihre Transsexualität als ein nicht pathologisches Anderssein betrachten zu können. Die Etablierung eines positiven Selbstbezugs ist allerdings innerhalb einer Gesellschaft, die Transsexualität als Krankheit definiert, für den Einzelnen schwer zu verwirklichen. So berichten die meisten Transsexuellen davon, sich bereits im Kindesalter als andersartig wahrzunehmen. Später gesellt sich zu diesem Gefühl der Wunsch, dem jeweils anderen Geschlecht anzugehören. Im Verlauf der Identitätsentwicklung werden dann fast alle Betroffenen – unabhängig davon, ob sie als transsexuell erkannt werden oder nicht – mit den Erwartungen ihrer Umgebung konfrontiert, gewissen geschlechtstypischen Verhaltensweisen zu entsprechen und die dem körperlichen Geschlecht entsprechende Geschlechterrolle zu leben. Bedingt durch den Konflikt zwischen der eigenen Geschlechtsidentität und der ausgelebten Geschlechterrolle entsteht oft ein sehr hoher Leidensdruck für die Betroffenen. Dieser führt in vielen Fällen zum Auftreten psychosomatischer Symptome sowie zur Manifestation von Angsterkrankungen, emotionaler Instabilität und Depressionen. Diesem Umstand ist es geschuldet, dass bei Transsexuellen oftmals weitere Diagnosen – vor allem die der Borderline-Persönlichkeitsstörung (ICD-10 F60.31: Emotional instabile Persönlichkeitsstörung: Borderline-Typ) – gestellt werden, wodurch sich die Annahme einer Pathologie als Ursache der Transsexualität immer mehr verfestigt. Berücksichtigt man jedoch die schwierigen Lebensumstände, in denen sich transsexuelle Menschen heute noch befinden, lässt sich das Auftreten derartiger psychischer Symptome auch als Folge von Ausgrenzung und Diskriminierung erklären. In diesem Zusammenhang sei darauf hingewiesen, dass heute zwar verschiedene organische und psychologische Erklärungsmodelle existieren, bislang jedoch keine der Transsexualität zugrunde liegenden Pathologie oder Ursache belegt ist. Vielmehr ist davon auszugehen, dass Transsexualität nichts mit psychischer Gesundheit oder Krankheit zu tun hat, sondern wie Heterosexualität die ganze Vielfalt von Gesundheit bis Krankheit enthält. Erst mit der Distanzierung von einer pathologisierenden Sichtweise eröffnet sich damit die Möglichkeit für einen verständnisvollen, vorurteilsfreien und damit menschenwürdigen Umgang mit transsexuellen Menschen.

Transsexualität und Selbstbestimmung

Viele Transsexuelle suchen nach einer Möglichkeit ihr körperliches Geschlecht formaljuristisch beziehungsweise auch körperlich ihrem empfundenen Geschlecht anzugleichen. Die Möglichkeit der Durchführung geschlechtsangleichender Maßnahmen ist dabei an die Diagnose „Transsexualität" gebunden. Erst wenn die Diagnose gesichert ist, kann mit der Durchführung medizinischer Maßnahmen begonnen werden, die dazu dienen, den Körper soweit als möglich dem empfundenen Geschlecht anzugleichen. Die Maßnahmen umfassen neben gering invasiven kosmetischen und hormonellen Behandlungen auch chirurgische Eingriffe an den Stimmbändern sowie an den Geschlechtsorganen. Die diagnostischen Kriterien für das Vorliegen von Transsexualität sind in der ICD-10 (F64.0) und im DSM-IV (302.85) festgelegt. In beiden Klassifikationssystemen liegt Transsexualität vor, wenn ein Mensch körperlich eindeutig einem Geschlecht angehört, jedoch über einen langen Zeitraum hinweg die unkorrigierbare Überzeugung äußert, dem jeweils anderen Geschlecht anzugehören und den drängenden Wunsch hat, das Geschlecht so weit als möglich auch körperlich anzugleichen. Die genannten Kriterien mögen als Orientierungshilfe gut geeignet sein, doch sollten sie nicht unhinterfragt angewandt werden, da sie den unterschiedlichen Verläufen der Persönlichkeitsentwicklung transsexueller Menschen nicht Rechnung tragen können. So geht in manchen Fällen dem Wunsch nach Geschlechtsangleichung ein besonderes Lebensereignis (*life changing event*) – beispielsweise Verlust eines Angehörigen oder der Arbeitstätigkeit – voraus. Von therapeutischer Seite muss daher genau geprüft werden, ob der Wunsch das Geschlecht anzugleichen als Folge des belastenden Lebensereignisses auftritt – im Sinne einer Konfliktbewältigung – oder ob tatsächlich eine Transsexualität vorliegt. Zudem streben nicht alle transsexuellen Menschen eine Geschlechtsangleichung an, obwohl sie sich dem Gegengeschlecht zugehörig fühlen. Nahezu die Hälfte der Betroffenen sucht stattdessen nach einer Lösung ohne operative Maßnahmen. Das Spektrum der Verwirklichung der sexuellen Identität reicht dabei vom Leben zwischen den Geschlechterrollen ohne Veränderung der äußeren Merkmale über nur hormonelle Maßnahmen bis hin zum Wunsch nach operativen Eingriffen. Diese unterschiedlichen Formen der Selbstverwirklichung sind zu respektieren und als gleichwertig nebeneinander anzuerkennen. Das Vorliegen von Transsexualität sollte nicht vom Wunsch nach operativer Geschlechtsangleichung abhängig gemacht werden. Von großer Bedeutung ist in diesem Zusammenhang die Aufklärung über die möglichen Folgen geschlechtsangleichender Maßnahmen. Der Prozess vollzieht sich über einen längeren Zeitraum hinweg und ist mit weitreichenden und oftmals irreversiblen Konsequenzen für die Betroffenen und auch mit erheblichen Kosten für die Solidargemeinschaft verbunden. Neben dem eigenen Körper verändern sich auch das soziale Umfeld – Freunde, Partner, Arbeitskollegen und Familie – und die Geschlechterrolle. Hier begegnen transsexuellen Menschen oft Irritationen und Provokationen, mit denen sie umgehen lernen müssen. In vielen Fällen werden die Betroffenen zudem mit gesellschaftlicher Diskriminierung und Stigmatisierung konfrontiert, infolge derer es zu erheblichen psychischen und somatischen Traumatisierungen kommen kann. Die therapeutische Fürsorge erfordert daher einen verantwortungsvollen Umgang mit den Betroffenen, der darauf abzielt, vor möglichem Schaden zu bewahren, ohne die Verwirklichung der Selbstbestimmung zu beschränken. Die Aufklärung über die medizinischen Möglichkeiten sowie über die Folgen geschlechtsangleichender Maßnahmen ist dafür von wesentlicher Bedeutung. Es sind also hohe Anforderungen an die Diagnosestellung der Transsexualität und an die Begründung operativer Eingriffe zu stellen, damit solches Handeln therapeutisch und letztlich auch ethisch vertretbar ist.

Transsexualität und Krankheitsbegriff

Als Grund für die Beibehaltung des Verständnisses von Transsexualität als Krankheit wird häufig die Kostenübernahme angegeben. Denn die Kostenübernahme durch die Krankenversicherung ist unbedingt an das Vorliegen einer „Krankheit" beziehungsweise einer Diagnose gebunden. Dies ist in Zeiten eines lebhaften Diskurses über die Verteilung knapper Ressourcen im Gesundheitssystem von erheblicher Bedeutung. Die Betroffenen befinden sich damit in einer Konfliktsituation zu ihrem tief empfundenen Wunsch nach Geschlechtsangleichung. Nur wenn sie hinnehmen, als „Kranke" stigmatisiert zu werden, können sie überhaupt ihre Selbstbestimmung – durch eine Geschlechtsangleichung – realisieren. Ein weiteres Problem der Rechtsprechung besteht darin, dass die Durchführung einer operativen Geschlechtsangleichung nur dann erfolgen kann, wenn alle anderen therapeutischen Optionen ohne „Erfolg" bleiben. Diese Position wird weder den Lebensumständen transsexueller Menschen noch dem Selbstverständnis von Therapeuten gerecht. Denn Ziel und Zweck der therapeutischen Begleitung transsexueller Menschen wäre demnach, die Betroffenen von ihrem Wunsch nach operativer Geschlechtsangleichung abzubringen. Auch die offizielle Änderung des Namens und des Personenstands gestaltet sich als problematisch. Seit 1980 sind die Bedingungen hierfür durch das so genannte „Transsexuellengesetz" geregelt. Neben einer gesetzlichen Frist von 3 Jahren, die dem Antrag vorausgehen muss, schreibt das Gesetz eine Bescheinigung des tatsächlichen Vorliegens von Transsexualität durch zwei unabhängige

Gutachter und die Durchführung einer geschlechtsangleichenden medizinischen Behandlung vor. Die Feststellung des Personenstands beschränkt sich dadurch auf die sichtbaren biologischen Geschlechtsmerkmale. Die sexuelle Identität des Einzelnen wird im Gesetz nicht berücksichtigt, wo ihr aus ethischer Perspektive größere Bedeutung einzuräumen wäre. Insofern wird die Menschenwürde der Betroffenen letztlich nicht gewahrt.

Weiterführende Literatur

Fiedler, Peter (Hg.): Sexuelle Orientierung und sexuelle Abweichung. Heterosexualität – Homosexualität – Transgenderismus und Paraphilien – sexueller Missbrauch – sexuelle Gewalt. Basel 2004

Rauchfleisch, Udo (Hg.): Schwule, Lesben, Bisexuelle. Lebensweisen, Vorurteile, Einsichten. Göttingen 2001

Steger, Florian (Hg.): Was ist krank? Stigmatisierung und Diskriminierung in Medizin und Psychotherapie. Gießen 2007

Sterben und Tod

Sterben und Tod sind Grenzsituationen des ärztlichen Berufs. Wenn Diagnostik und Therapieverfahren nicht mehr angezeigt scheinen, liegt es in der ärztlichen Verantwortung gegenüber der Würde des Patienten über Therapiezieländerungen und Maßnahmen der Therapiebegrenzung (passive Sterbehilfe) zu entscheiden. In der Palliativmedizin steht die Beherrschung von Schmerzen sowie die Unterstützung bei psychologischen, sozialen und spirituellen Problemen im Vordergrund der Behandlung. Es ist weder legal noch entspricht es dem ärztlichen Selbstverständnis, Maßnahmen zur gezielten Herbeiführung des Todes (aktive Sterbehilfe) durchzuführen. Der Bezug zur deutschen Geschichte verdeutlicht die Notwendigkeit einer Rückbesinnung auf berufsethische Grundsätze im Zusammenhang mit der öffentlichen Debatte um den ärztlich unterstützten Suizid. Ein Arzt hat also sowohl für gutes Leben (ars vivendi) als auch für gutes Sterben zu sorgen und einen guten Tod zu begleiten (ars moriendi).

Ärztliche Sterbebegleitung und Palliativmedizin

In den Grundsätzen der Bundesärztekammer zur ärztlichen Sterbegleitung (7.5.2004, veröffentlicht im Deutschen Ärzteblatt) wird auf Situationen aufmerksam gemacht, in denen angemessene Diagnostik und Therapieverfahren nicht mehr angezeigt und Begrenzungen geboten sein könnten. Es werden dann palliativmedizinische (vom lateinischen *palliare*: in einen Mantel hüllen) Maßnahmen empfohlen. In diesem Zusammenhang wird explizit darauf hingewiesen, dass eine solche Entscheidung über die Therapiezieländerung von kurativ auf palliativ nicht von wirtschaftlichen Erwägungen abhängig gemacht werden dürfe. Gutes ärztliches Handeln ist also auch für das Sterben des Patienten zu fordern. Dies ist umso mehr geboten, als das Sterben zunehmend medizinisch überwacht wird. Kaum einer stirbt mehr zu Hause, sei es für sich allein, sei es im Kreis seiner Familie. Die technisch avancierte Apparatemedizin hat Krankenhäuser, Alten- und Pflegeheime zu Sterbeorten werden lassen. Dementsprechend haben sich dort die ethischen Konflikte verschärft. Hinzu kommt, dass kaum mehr über Sterben und Tod gesprochen wird. Dabei stellt sich die Frage, ob Angst oder Scham nicht eine wesentliche Erklärung für dieses Schweigen sind. Sterbende haben Angst vor Fremdbestimmtheit und sozialer Isolation in Institutionen der Medizin und Pflege.

Die Medizin ist also eine Quelle des Ängstigens. Die Herausforderung besteht darin, neben der kurativen auch die begleitende bis hin zur palliativen therapeutischen Aufgabe zu übernehmen. Konsequenterweise ist in Anbetracht dieser Anforderung ein gesellschaftlicher Sterbe- und Todesdiskurs dringend erforderlich. Hierzu gehört auch, dass in Aus- und Weiterbildung die Kommunikations- und Beziehungsgestaltungskompetenz gefördert wird. Es müssen zentrale Fragen thematisiert werden, von denen hier nur wenige genannt werden sollen: Welche Einstellung habe ich zum Sterben und Tod? Wie soll ich auf Wünsche reagieren? Wie soll ich konkret handeln? Soll ich als Arzt beim Sterben helfen? Was ist erlaubt? Was darf ich überhaupt leisten? Um etwas mehr Klarheit in diese Fragenvielfalt zu bekommen, lohnt es sich, an einige Definitionen zu erinnern:

Palliativmedizin

Von palliativer Begleitung (*Palliative Care*) eines Sterbenden spricht man, wenn medizinische und pflegerische Maßnahmen ergriffen werden, die nur gegen die Symptome und nicht gegen die Ursachen einer Erkrankung wirken. Es besteht also kein kuratives Therapieziel. Vielmehr steht nach der Definition der Weltgesundheitsorganisation (WHO) und der Deutschen Gesellschaft für Palliativmedizin der Erhalt von Lebensqualität – also die Beherrschung von Schmerzen, anderen Krankheitsbeschwerden, psychologischen, sozialen und spirituellen Problemen – im Vordergrund der Behandlung. Dabei wird eine Beschleunigung des Todeseintritts – im Zuge beispielsweise einer Sedierung zur Linderung unerträglicher Schmerzen – in Kauf genommen (indirekte Sterbehilfe). Es werden jedoch in keinem Fall Maßnahmen zur gezielten Herbeiführung des Todes (aktive Sterbehilfe) – etwa durch Gabe von direkt tödlichen Medikamenten – ergriffen. Viele palliativmedizinische Einrichtungen beziehen auch Angehörige in ihre Behandlungskonzepte ein. Die unterstützende Begleitung im Trauer- und Trennungsprozess wird dabei häufig über den Tod des Patienten hinaus fortgesetzt. Es handelt sich bei palliativen Maßnahmen also um menschliche Begleitung eines natürlichen Sterbeprozesses mit dem Ziel einer möglichst optimalen Symptomlinderung, die den gesamten bio-psycho-sozialen Bereich umfasst.

Therapiebegrenzung

Eine Therapiebegrenzung oder passive Sterbehilfe liegt vor, wenn lebenserhaltende medizinische Maßnahmen bei Schwerkranken oder Sterbenden nicht aufgenommen oder nicht fortgesetzt werden. Beispielsweise wird die Beatmung eines beatmungspflichtigen Patienten nicht begonnen oder es wird die Gabe überlebensnotwendiger intravenöser Ernährung eingestellt. Bei der Therapiebegrenzung werden in den Grundsätzen der Bundesärztekammer zur ärztlichen Sterbebegleitung vier Gruppen unterschieden (7.5.2004, veröffentlicht im Deutschen Ärzteblatt): Erstens Sterbende, die palliativ betreut werden, eine menschliche Betreuung erfahren und eine Basisversorgung erhalten. Zweitens Patienten mit sehr ungünstiger (infauster) Prognose, bei denen dem Patientenwillen entsprechend das Therapieziel von Lebenserhaltung auf palliativ-medizinische Versorgung geändert wird. Drittens schwerst beeinträchtigte Neugeborene, bei denen keine Aussicht auf Besserung besteht und mit Zustimmung der Eltern eine lebenserhaltende Behandlung unterlassen oder nicht weitergeführt wird. Viertens Patienten, die eine schwere zerebrale Schädigung und anhaltende Bewusstlosigkeit (zum Beispiel bei Vorliegen eines apallischen Syndroms) haben. Diese sind grundsätzlich lebenserhaltend zu therapieren.

Indirekte Sterbehilfe und assistierter Suizid

Von indirekter Sterbehilfe spricht man, wenn Maßnahmen bei Schwerkranken oder Sterbenden durchgeführt werden, die Leid mindern sollen und bei denen als unbeabsichtigte Nebenwirkung der Eintritt des Todes beschleunigt wird. Von einer Hilfe zur Selbsttötung beziehungsweise einem assistierten Suizid (*physician-assisted suicide*) spricht man, wenn einem Schwerkranken auf dessen ausdrücklichen Wunsch die Möglichkeit gegeben wird, sich selbst das Leben zu nehmen. Der Patient suizidiert sich also beispielsweise mit Medikamenten, die von einem Arzt zur Verfügung gestellt wurden. Die Frage, ob es Ärzten erlaubt sein soll, Beihilfe zum Suizid zu leisten, wird seit einigen Jahren kontrovers diskutiert. Die Bundesärztekammer steht dem ärztlich assistierten Suizid sehr kritisch gegenüber; dieser ist aus ihrer Sicht nicht mit dem ärztlichen Ethos vereinbar. Nicht nur deshalb werden große Erwartungen an die Palliativmedizin gestellt. Die hohe Bedeutung dieser Frage ist auch daran zu ermessen, dass es in der deutschen Ärzteschaft durchaus eine Gruppierung gibt, die für eine Regelung eintritt, dass Ärzte Patienten mit fortgeschrittener unheilbarer Krankheit beim Suizid helfen sollen. Die Forderungen berufen sich dabei vorwiegend auf das Selbstbestimmungsrecht des Patienten für den Zeitpunkt des eigenen Todes. Befürworter einer Legalisierung weisen zudem darauf hin, dass Ärzte aufgrund ihrer Kenntnisse besonders gut geeignet wären, Patienten beim Suizid zu begleiten, da dadurch unnötige Schmerzen beim Patienten vermieden werden könnten. Nach den Ergebnissen einer repräsentativen Befragung im Auftrag der Bundesärztekammer (2009) lehnt derzeit die Mehrheit der deutschen Ärzte eine gesetzliche Regelung des ärztlich begleiteten Suizids ab. Die Beweggründe für den Wunsch nach Suizidbeihilfe konnten jedoch die meisten befragten Ärzte nachvollziehen oder hatten zumindest grundsätzliches Verständnis hierfür. Knapp ein Drittel konnte sich vorstellen, Patienten bei dem Wunsch nach Selbsttötung unter bestimmten Bedingungen zu unterstützen. Mögliche negative Auswirkungen einer gesetzlichen Regelung der ärztlichen Suizidbeihilfe – wie Machtmissbrauch oder Abstumpfung gegenüber Patienten – wurden sowohl von den Gegnern wie auch von den Befürwortern gesehen. Auch könnte nach Ansicht der meisten Ärzte die Legalisierung zu gesellschaftlichem Druck auf schwerkranke und sterbende Patienten führen, diese Hilfe in Anspruch zu nehmen. Daneben wurde mehrfach die Schwierigkeit hervorgehoben, die Endgültigkeit eines Sterbewunsches im Zusammenhang mit dem oft schlechten Gesundheitszustand der Patienten richtig beurteilen zu können. Eine mögliche Alternative zur ärztlichen Suizidbegleitung sah die Mehrheit der befragten Ärzte in der Palliativmedizin. Die bestehenden palliativen Versorgungsstrukturen wurden jedoch für noch nicht ausreichend erachtet. Die hier zusammengefassten Ergebnisse verdeutlichen, dass einfache Antworten in die eine oder andere Richtung der Komplexität der Thematik nicht gerecht werden. Vielmehr verlangt der Wunsch nach Suizidbeihilfe von Ärzten eine Gewissensentscheidung im Einzelfall. Besondere Aufmerksamkeit verdient in diesem Zusammenhang die Rückbesinnung den Hippokratischen Eid und berufsethische Grundsätze, die Ärzte in dieser Gewissensentscheidung unterstützen können.

Aktive Sterbehilfe und NS-Euthanasie

Aktive Sterbehilfe liegt vor, wenn medizinische Maßnahmen bei Schwerkranken oder Sterbenden durchgeführt werden, die den Tod vorzeitig herbeiführen. Die deutsche Vergangenheit, vor allem die nationalsozialistische „Euthanasie" ist zentral für die nationalstaatliche Entwicklung in Deutschland, wonach ein absolutes Tötungsverbot herrscht. Während des Nationalsozialismus kam es im Rahmen des so genannten „Euthanasieprogramms" zur systematischen Tötung psychisch kranker und geistig behinderter Menschen, die sich zum damaligen Zeitpunkt als Patienten in Heil- und Pflegeanstalten befanden. Die Deportationen und Tötungen waren durch die „Euthanasieermächtigung" Adolf Hitlers im Oktober 1939 autorisiert. Eine öffentliche Gesetzgebung zur Euthanasie lehnte Hitler dabei aus politischen Gründen ab und ließ die Massentötungen stattdessen unter dem Decknamen *Aktion T4* vor der Bevölkerung und dem Ausland geheim halten. Zur Durchführung der *Aktion T4* wurden ab Anfang Oktober 1939 über das Reichsministerium des Innern oder Provinzialbehörden so genannte Meldebögen an die Heil- und Pflegeanstalten verschickt. Sie erfassten die bisherige Behandlungsdauer, die Diagnose sowie Angaben zur sozialen „Verträglichkeit" und Arbeitsfähigkeit der betroffenen Patienten. Patienten jüdischer Abstammung wurden gesondert erfasst. Über die Verlegung und Tötung der Patienten wurde anschließend in Berlin durch jeweils drei begutachtende Ärzte entschieden. Von offizieller Seite waren diese an der *Aktion T4* beteiligten Ärzte vor Strafverfolgung ihrer Handlungen geschützt. Insgesamt ca. 200 000 Meldebögen wurden im Verlauf der Aktion durch Gutachter bearbeitet. Über die Konsequenzen dieser Erfassung für die Patienten wurden die Klinikleitungen und Ärzte nicht informiert; es wurde lediglich auf eine kriegsnotwendige Planung hingewiesen. Trotz der vorgeschriebenen Geheimhaltung ließ sich die organisierte Tötung von psychisch Kranken nicht lange vor der Öffentlichkeit verbergen. Auf den wachsenden Widerstand in der Bevölkerung und den offenen Protest der Kirche, welche die Euthanasie als Mord anprangerte, wurde die *Aktion T4* im August 1941 gestoppt. Doch auch nach 1941 wurden in vielen psychiatrischen Anstalten die Krankentötungen mit anderen Methoden – beispielsweise durch den Einsatz von Medikamenten oder durch medizinische und pflegerische Vernachlässigung – weiter fortgesetzt. Nach dem „Hungerkosterlass" von 1944 ließ man zudem viele nicht arbeitende oder arbeitsunfähige Patienten durch eine fettfreie und kalorienreduzierte Kost verhungern.

Aktive Sterbehilfe heute

Aktive Sterbehilfe ist in der Schweiz, seit 2001 in den Niederlanden, seit 2002 in Belgien und seit 2008 in Luxemburg legalisiert. Ein Arzt kann einen kranken Menschen auf dessen ausdrücklichen Wunsch hin straffrei töten (Tötung auf Verlangen) oder dabei unterstützen (ärztlich assistierter Suizid). Wie man sich denken kann, wurde diese Legalisierung von Seiten der Kirchen stark kritisiert. Aber auch von anderer Seite wurde dies aufgegriffen: Sterbehilfeorganisationen treten in Folge dieser Legalisierung für eine so genannte tolerante Ethik des Sterbens ein und fordern damit ein Handeln weit über das Hospizangebot und die Palliativmedizin hinaus. Solche Legalisierung hatte sogar zur Konsequenz, dass nach einem Sterbehilfegesetz verlangt wurde. Doch hilft ein Gesetz wirklich weiter? In den Grundsätzen der Bundesärztekammer zur ärztlichen Sterbehilfe steht klar und deutlich, dass aktive Sterbehilfe unzulässig ist und mit Strafe bedroht ist. Es geht hier sogar weiter, weil auch der ärztlich assistierte Suizid als dem ärztlichen Ethos widersprechend eingestuft wird.

Weiterführende Literatur

Wittwer, Héctor / Schäfer, Daniel / Frewer, Andreas (Hg.): Sterben und Tod. Geschichte – Theorie – Ethik. Ein interdisziplinäres Handbuch. Stuttgart 2010

Woellert, Katharina / Heinz Peter Schmiedebach: Sterbehilfe. München, Basel 2008

Serviceteil

Chronologischer Abriss

Antike Medizin

ca. 460–ca. 375/351 v. Chr.: Hippokrates von Kos. Zum ersten Mal in der abendländischen Geschichte der Medizin entsteht eine Medizintheorie, die frei ist von Göttern.

450–350 v. Chr.: Das *Corpus Hippocraticum* als Schriftengruppe entsteht.

Herophilos von Chalkedon (ca. 330–250 v. Chr) und Erasistratos von Keos (ca. 320–ca. 245 v. Chr) betreiben erste Anatomie in der Handelsmetropole Alexandria.

293/291 v. Chr.: Der Asklepioskult wird nach Rom gebracht (Aesculapius).

1.–3. Jh.: Griechische Medizin wird in der römischen Kaiserzeit in nichtgriechischer Kultur praktiziert.

1. Jh. n. Chr.: Aulus Cornelius Celsus fasst in *De medicina* das heilkundliche Wissen seiner Zeit enzyklopädisch zusammen.

2. Jh. n. Chr.: Galen von Pergamon (129 – ca. 210) systematisiert die theoretischen Anschauungen des *Corpus Hippocraticum* und bringt sie in seinem umfangreichen Werk weiter.

Ab dem 4. Jh. entwickeln sich die ersten christlichen Hospitäler. Sie dienen neben der Versorgung von Kranken auch der Altenpflege und der Armenfürsorge.

6. Jh. n. Chr.: Alexander von Tralleis (525–600) verfasste eine Abhandlung über Pathologie und Therapie in 12 Büchern, die noch lange nach seinem Tod ein Lehrbuch für Ärzte blieb.

Mittelalterliche Medizin

7. bis 10. Jh.: In den Klöstern wird das aus der Antike überlieferte medizinische Wissen bewahrt. Die Schriften des Hippokrates und Galens sowie das Kräuterbuch des Dioskurides werden ins Lateinische übersetzt. Der Glaube an christliche Heilwunder steht der überlieferten rationalen Medizin gegenüber. Es kommt zum arabischen „Exil" der abendländischen Medizin.

um 900: Anfänge der Schule von Salerno: Konstantin von Afrika (1018–1087) war der produktivste Übersetzer dieser Schule. Seine eigene Textsammlung *Articella* umfasst zentrale Themen der mittelalterlichen Medizin.

10. Jh.: Avicenna, auch Ibn-Sina genannt, (980–1037) prägte mit seinem *Canon Medicinae* wesentlich die Medizin.

11. bis 13. Jh.: Im Hochmittelalter führt eine neue Intellektuellenkultur zur Gründung von Universitäten in Europa. Hildegard von Bingen (1098–1179) verbindet heilkundliches Wissen und seelsorgerisches Anliegen. Michael Psellos (ca. 1018 – ca.1097) legt eine bedeutende byzantinische Enzyklopädie vor.

12. Jh.: Blütezeit der Medizinschulen von Salerno, Montpellier und Toledo, der ersten Ausbildungsstätten von Ärzten. In der Übersetzerschule von Toledo werden durch Gerhard von Cremona (1135–1187) zahlreiche arabische Schriften in das Lateinische übertragen. 1140 wird die Medizinalordnung König Rogers II. von Sizilien erlassen.

13. bis 15. Jh.: Medizin wird zu einer theoretischen Disziplin, die an Universitäten gelehrt wird. Es kommt zur Gründung zahlreicher medizinischer Fakultäten. Wissenschaftlicher Fortschritt bleibt aus.

15. und 16. Jh.: Aufbruch in die Wissenschaftlichkeit

Die auf Theologie basierende Medizin beginnt an Bedeutung zu verlieren. Die eigenständige Naturbetrachtung (Autopsie) wird zum zentralen Gedanken. Anatomie wird medizinische Leitwissenschaft. Über die morphologische Struktur werden Funktion und Störung von Körperteilen erklärt.

15. Jh.: Der Arzt und Alchemist Paracelsus (1493/4–1541) propagiert, dass Arzneimittel auch Minerale und Metalle wie Arsen, Blei und Quecksilber enthalten sollten. Von ihm werden Krankheiten als chemische Prozesse verstanden.

16. Jh.: Die Anatomie löst sich durch die Durchführung von Sektionen von ihren Traditionen. Das Werk von Andreas Vesal (1514–1564) *De Humanis Corporis Fabrica* stellt weitgehend korrekt die Lage der Organe im Körper dar. Von William Harvey (1578–1657) wird 1628 der Blutkreislauf erstmalig korrekt beschrieben.

1841–1900: Naturwissenschaftliche Medizin

Die Zellularpathologie bestimmt ein neues Verständnis von Krankheit und Medizin. Neben einem mechanistischen Menschenbild („Körper als Maschine") entstehen erste Ansätze, die auch die Psyche berücksichtigen.

1858: Beginn der naturwissenschaftlichen Medizin. Rudolf Virchow (1821–1902) stellt mit seiner „Cellularpathologie" ein neues Konzept der Medizin vor: *omnis cellula e cellula* – Die Zelle ist der Grundbaustein des gesunden und kranken Lebens.

1859: Charles Darwin stellt in seiner Arbeit *On the origins of species my means of natural selection* kontroverse Thesen zur Evolutionstheorie vor.

1863 und 1864: Gründung des Roten Kreuzes und Verabschiedung der ersten Genfer Konvention.

1865: Antisepsis: Keimarmut durch Desinfektion (mittels Besprühen mit Karbolsäure) wird von Joseph Lister (1827–1912) als Präventivmaßnahme in der Chirurgie eingeführt.

1879: Das weltweit erste Institut für Hygiene wird durch Max von Pettenkofer (1818–1901) in München eröffnet.

1882: Robert Koch (1843–1910) entdeckt das Tuberkelbakterium und den Choleraerreger.

1883: Die Gesetzliche Krankenversicherung schafft eine Pflichtversicherung für viele Arbeitnehmer.

1883: Francis Galton (1822–1911) prägt den Begriff „Eugenik" und legt damit das Fundament für eine ganze Bewegung „Eugenics" (1883).

1895: Röntgenstrahlen werden durch Wilhelm Conrad Röntgen (1845–1923) beschrieben.

1899: Frauen werden im Deutschen Reich zum medizinischen und pharmazeutischen Staatsexamen erstmals zugelassen.

1900–1945: Aufstieg und Krise der modernen Medizin

1900: Grundlegung der Psychoanalyse durch Sigmund Freud (1856–1939): 1900 wird das Werk *Traumdeutung* veröffentlicht.

1900: Karl Landsteiner (1868–1943) beschreibt das AB0-System der Blutgruppen.

1905: Die „Deutsche Gesellschaft für Rassenhygiene" wird gegründet.

1909: Der Wirkstoff Salvarsan gegen Syphilis wird von Paul Ehrlich (1854–1915) und Sahachiro Hata (1873–1938) entwickelt.

1917: Emil Kraepelin (1865–1926) gründet in München die Deutsche Forschungsanstalt für Psychiatrie.

1918: Eine weltumspannende Grippepandemie führt zu etwa 30 Millionen Toten.

1928: Entdeckung des Penicillins. Alexander Fleming (1881–1955) beobachtet zufällig die Hemmung von Staphylokokkenwachstum durch den Pilz Penicillium notatum.

1930: „Lübecker Impfkatastrophe". Durch einen verunreinigten BCG-Tuberkulose-Impfstoff sterben 77 Kinder.

1935: Gerhard Domagk (1895–1964) entdeckt die bakteriostatische Wirkung des Farbstoffs Prontosil gegen Streptokokken. Seine Entdeckung führt zur Entwicklung der Sulfonamide.

1936: Rassenhygiene wird für Ärzte im nationalsozialistischen Deutschen Reich neues Prüfungsfach.

1936: James Tylor Kent (1849–1916) übersetzt das Repertorium der homöopathischen Arzneimittellehre ins Deutsche.

1938: Durch die „Vierte Verordnung zum Reichsbürgergesetz" vom 25.7.1938 wird den noch im Deutschen Reich verbliebenen jüdischen Ärzten die Berufszulassung entzogen.

1938: Penicillin wird durch Ernst B. Chain (1906–1979) und Howard W. Florey (1898–1968) isoliert und 1940/41 in seiner Bedeutung der Wirksamkeit gegenüber bakteriellen Infektion erkannt.

1939–1941: Mehr als 70000 geistig Behinderte und psychisch Kranke werden im Rahmen der so genannten *Aktion T4* ermordet.

1940: Viktor von Weizsäcker (1886–1957) fordert das Subjekt in der Medizin.

1941–1944: Im Zuge der so genannten „Sonderbehandlung 14f13" werden ca. 30000 psychisch Kranke in Konzentrationslagern vergast.

1947: Nürnberger Ärzteprozess und Entwicklung des Nürnberger Codex. Das *Diktat der Menschenverachtung* wird von Alexander Mitscherlich (1908–1982) und Fred Mielke (1922–1959) verfasst.

1948: Das Genfer Gelöbnis wird in Anlehnung an den Hippokratischen Eid von der World Medical Association (WMA) verfasst.

1950 bis heute: Fortschritt und Grenzen der aktuellen Medizin

1952: Chlorpromazin wird als Psychopharmakon bei Psychosen eingesetzt – das Zeitalter der Psychopharmaka in der Psychiatrie beginnt.

1953: Die DNS-Struktur wird von James Dewey Watson (1928) und Francis Harry Compton Crick (1916–2004) entschlüsselt.

1957–1961: Deutscher „Contergan-Skandal". Das angeblich unschädliche Schlafmittel Contergan (Wirkstoff Thalidomid) führte zu einer hohen Anzahl von Fehlbildungen der Extremitäten bei Neugeborenen (Dysmelien). Bis 1967 kamen über dreitausend so genannte „Contergan-Kinder" zur Welt.

1957: Michael Balint (1896–1970) veröffentlicht sein zentrales Werk *Der Arzt, sein Patient und die Krankheit*. In Folge entstehen die so genannten Balint-Gruppen.

1961: Die erste „Antibabypille" wird in Deutschland eingeführt.

1967: Gründung der Stiftung Eurotransplant durch den niederländischen Arzt Jon van Rood.

1967: Die erste Herztransplantation wird von dem Herzchirurgen Christiaan Barnard (1922–2001) durchgeführt.

1968: Das Hirntodkriterium wird durch die Harvard Medical School geschaffen.

1968: „Pillen-Enzyklika". Der Papst verbietet den Gläubigen den Gebrauch „künstlicher" empfängnisverhütender Mittel.

1972: EBM (Evidence-Based Medicine) wird durch Archibald Cochrane (1909–1988) beschrieben. Seit 1992 wird EBM popularisiert.

1973: Der britische Elektroingenieur Godfrey N. Hounsfield (1919–2004) führt die Computertomographie als neue Methode der Röntgendiagnostik ein.

1978: Das Primary Health Care Programm wird von der WHO und UNICEF gegründet. Ziel ist, Gesundheit für alle durch Verbindung präventiver und kurativer Maßnahmen zu erreichen.

1978: Die WHO verkündet die „Ausrottung" der Pocken.

1978: Die erste erfolgreiche In-vitro-Fertilisation wird durchgeführt. Am 25.7. 1978 kommt der erste im Reagenzglas gezüchtete Mensch auf die Welt.

1981: Das Krankheitsbild AIDS (Acquired Immune Deficiency Syndrome) tritt zum ersten Mal in der westlichen Welt auf.

1982: Die Kernspintomographie (MRT) wird in die Klinik eingeführt. 10 Jahre zuvor hatte der amerikanische Chemiker Paul Christian Lauterbur (1929–2007) das Prinzip der Kernspinresonanz beschrieben.

1983: Das HI-Virus (HIV) wird entdeckt.

seit 1990: Das Konzept der partizipativen Entscheidungsfindung (*shared decision making*) findet Eingang in die Medizin.

1991. Das Deutsche Embryonenschutzgesetz wird verabschiedet.

1995: Die Fristenregelung des Schwangerschaftsabbruchs (§ 218) wird vom Dt. Bundestag verabschiedet.

2000: Das menschliche Genom wird im Rahmen des Human-Genome-Projects vollständig erfasst.